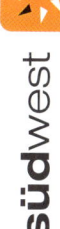

südwest

Professor Hademar Bankhofer

FIT DURCHS JAHR MIT HADEMAR

Mit Illustrationen von Reinhard Habeck

Inhalt

Inhalt

So ein Jahr ist ein Klacks

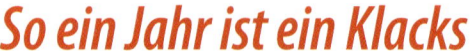

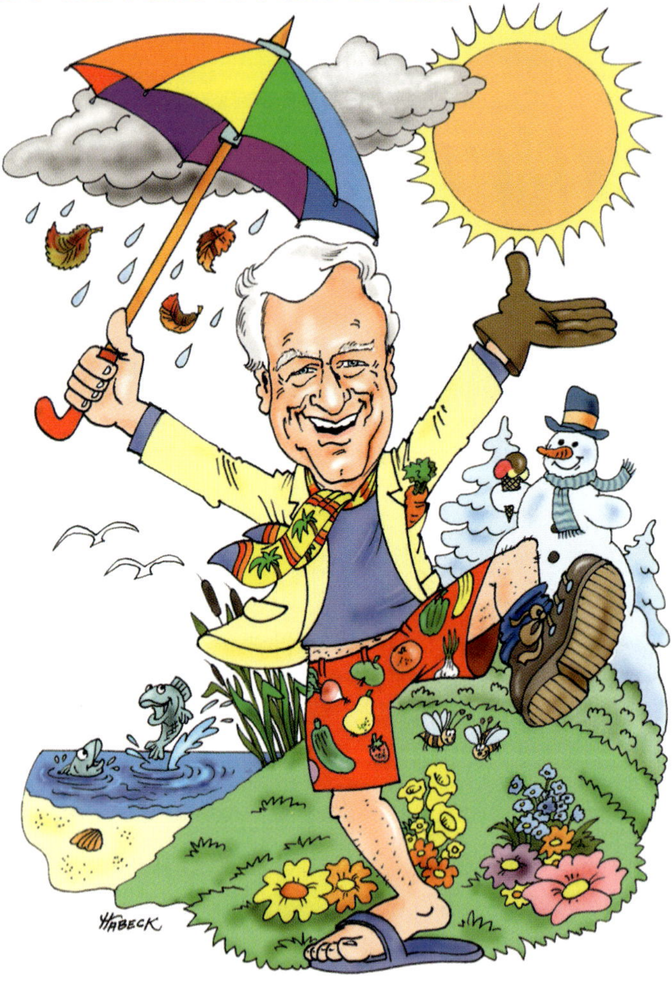

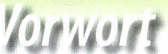

*S*ind Sie auch meiner Meinung? So ein Jahr ist – was den Zeitablauf betrifft – rasend schnell wieder vorbei. Kaum starten wir in den Januar werden wir bereits vom Frühjahr links überholt, sehen uns mit dem Sommerurlaub konfrontiert, steigen in einen Herbst voll mit Stress und – müssen schon wieder an Weihnachten und Silvester denken.

*F*rüher gab es dafür sehr oft die Erklärung: Je älter man wird, desto schneller läuft die Zeit. Liebe Leserinnen und Leser: Das ist Vergangenheit. Alle, die über 50 oder gar 60 sind, hören mit Genugtuung aus dem Mund vieler junger Menschen, dass es denen genau so geht. Schuld daran ist unsere hektische Zeit mit einem Überangebot an Informationen und Ereignissen.

*E*in Jahr ist also für die meisten Menschen in unserer Gesellschaft nichts als ein Klacks. Genau diese Tatsache ist für uns eine große Verpflichtung. Wir müssen einiges tun, dass wir diese schnelle Abfolge von Monaten im Laufe des Jahres optimal genießen und nützen. Vor allem, dass wir gesund, fit und vital durch diese Zeit kommen. Und da stellt jede Jahreszeit, jeder Monat spezielle Ansprüche an uns. Wir müssen uns dem Wechsel von Wetter, Temperatur und Vegetation anpassen, damit wir für uns das Beste aus der Zeit, in der wir leben, machen. Sehen Sie: Und genau deshalb ist dieses Buch für Sie entstanden. Ich möchte Ihnen Anregungen und Rezepte an die Hand geben, damit Sie gut durchs Jahr kommen und zur rechten Zeit das Richtige für Ihre Gesundheit, Wellness und für Ihre positive, gute Stimmung tun. Fit durchs Jahr – mit Hademar. Nehmen Sie meine Einladung an. Es lohnt sich!

Mit den besten Wünschen für Ihre Gesundheit

Ihr

Hademar Bankhofer

Fit durch den Januar
mit Ginkgo

Eine Arbeitsgruppe an der Berliner Charité in Zusammenarbeit mit dem Herzzentrum Bernau sowie mit den renommierten Instituten an den Universitäten Uppsala, Freiburg und Konstanz konnte im Jahr 2007 in einer Aufsehen erregenden Studie nachweisen: Der hochdosierte Extrakt aus den Blättern des Ginkgo-Baumes kann vor der Entstehung einer Arteriosklerose, vor Herzinfarkt und Schlaganfall schützen. Speziell im Januar leiden viele Menschen unter Herz-Kreislauf-Erkrankungen.

Bei der Entstehung von Arteriosklerose spielen sogenannte freie Radikale, hochaggressive Schadstoffmoleküle, und ihre zerstörende Wirkung auf Fettmoleküle und Gefäßwände eine bedeutende Rolle. Vor ein paar Jahren wurde nachgewiesen, dass bestimmte Flavonoide im hochdosierten Extrakt aus dem Blatt des Ginkgo-Baumes freie Radikale in den Blutgefäßen unschädlich machen können.

Die besagte Studie führte zu einem beeindruckenden Ergebnis: Bei den Teilnehmern handelte es sich um Patienten mit einem sehr hohen Arteriosklerose-Risiko, die sich auf Grund einer lebensbedrohenden Verengung der Herzkranzgefäße einer Bypass-Operation unterziehen mussten. Bei jenen Patienten, die mehrere Monate hochdosierten Ginkgo-Extrakt eingenommen hatten, wurden die arteriosklerotischen Nanoplaques um bis zu 24 Prozent kleiner. Gleichzeitig konnte das Risiko zur Bildung neuer Plaques um bis zu 12 Prozent gesenkt werden.

Kräutertee des Monats: Mariendisteltee.
1 Teelöffel Mariendistel-Samen oder Mariendistel-Kraut (Apotheke) mit 1 Tasse kochendem Wasser überbrühen, 8 Minuten zugedeckt ziehen lassen. Durchseihen. Ungesüßt 3 Mal täglich 1 Tasse lauwarm trinken. Der Tee stärkt die Leber nach den Feiertagen und Karneval-Veranstaltungen.

Fit durch den Februar mit Wasserdost

Wohin man im Februar kommt: Überall begegnet man erkälteten Menschen. Besonders unangenehm ist der grippale Infekt, der sehr oft mit hohem Fieber, mit Kopf- und Gliederschmerzen verbunden ist und uns zur Bettruhe zwingt. Man kann dagegen mit den Kräften der Natur etwas tun.

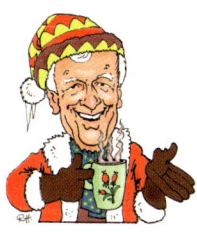 Wichtig ist, dass man so früh wie möglich die Abwehrkräfte des Körpers stärkt, damit er rasch mit den bedrohlichen Viren und etwaigen nachfolgenden Bakterien fertig wird. Hier hat sich eine Heilpflanze bewährt, die bereits von den Indianern Nordamerikas bei fieberhaften Infekten eingesetzt wurde. Es handelt sich um den Wasserdost, der inzwischen auch in der europäischen Medizin als hochwirksames Anti-Infektivum anerkannt ist (Apotheke).

Die Wirkstoffe vom Wasserdost verblüffen durch eine Mehrfachwirkung: Sie aktivieren das körpereigene Immunsystem zur verstärkten Produktion von Abwehrzellen. Die Wirkstoffe können aber auch Bakterien ausschalten, die sich zum viralen Geschehen dazugesellen. Diese Bakterien können sich vor allem in den Atemwegen festsetzen. Zusätzlich werden grippale Muskel- und Glieder-Schmerzen ausgeschaltet.

Eine Studie mit fast 1500 Patienten belegt die Wirkung einer Arznei mit Wasserdost. Die durchschnittliche Erkrankungsdauer des grippalen Infektes konnte um bis zu 50 Prozent verkürzt werden. Und das bei bester Verträglichkeit.

Kräutertee des Monats:
Salbeitee gegen Halsschmerzen und Heiserkeit. 3 Esslöffel getrocknete Salbeiblätter (Apotheke) in 1 Liter Wasser 3 Minuten kochen, dann durchseihen, lauwarm über den Tag verteilt trinken und gurgeln.

Fit durch den März
mit indischem Lungenkraut

Fast 25 Prozent der Bevölkerung in Mitteleuropa leiden im Frühling an der Pollenallergie, einer verhängnisvollen Fehlreaktion des körpereigenen Immunsystems. Die Symptome des »Heuschnupfens« sind tränende, schmerzende Augen, kribbelnde, laufende Nase, Atemnot. Man darf die Pollenallergie nicht unterschätzen. Sie belastet zwar zuerst nur die oberen Atemwege. Unbehandelt aber kann sie sich binnen weniger Jahre zu einem schweren, allergischen Bronchial-Asthma ausweiten.

Die meisten auf dem Markt befindlichen Medikamente bekämpfen nur die Symptome. Die Allergie aber bleibt. Gerade das aber sollte das Ziel einer effektiven Heuschnupfen-Behandlung sein.

Kräutertee des Monats: Löwenzahnwurzeltee. 1 Teelöffel getrocknete, gehackte Löwenzahnwurzel wird über Nacht mit kaltem Wasser angesetzt. Danach zum Sieden erhitzen, 10 Minuten ziehen lassen, durchseihen, jeden Morgen 2 Tassen trinken. Der Tee entgiftet und führt Stoffwechsel-Müll ab.

Im Mittelpunkt einer neuen Allergietherapie steht die Adhatoda-Heilpflanze, auch als »Indisches Lungenkraut« bekannt. Sie hat ein breites Wirkspektrum, bekämpft gezielt die akuten Heuschnupfen-Beschwerden, stärkt und reguliert aber auch die körpereigenen Abwehr- und Selbstheilungskräfte. Vor allem: In homöopathisch aktivierter Form wirkt sie stark antiallergisch. Dafür wird aus den Blättern des Strauches eine schwach grünliche Allergin-Essenz gewonnen. Diese wird in Tropfenform zur Behandlung von Heuschnupfen und anderen allergischen Erkrankungen eingesetzt. Eine Studie hat nachgewiesen: Nach 7 Tagen fühlten sich 80 Prozent der Patienten deutlich besser. Nach der Therapie waren über 50 Prozent völlig oder nahezu beschwerdefrei.

Fit durch den April
mit Olivenöl

Im April sollten wir unseren Organismus einer Frühjahrskur unterziehen. Leber und Galle müssen aktiviert werden. Dazu eignet sich kaltgepresstes Olivenöl: Nehmen Sie 14 Tage lang jeden Morgen auf nüchternen Magen 1 Esslöffel Olivenöl. Mit ein paar Tropfen Zitronensaft schmeckt es besser

Aber allein, wenn Sie Salate regelmäßig mit Olivenöl anrichten, leisten Sie einen wertvollen Beitrag für die Gesundheit: Man kann mit Olivenöl Bluthochdruck senken, der Arteriosklerose vorbeugen. Man kann das Brustkrebs-Risiko senken und rheumatische Beschwerden lindern. Man kann mit 2 Esslöffeln Olivenöl die Schmerzen einer Gallenkolik lindern, sogar den Abgang von Gallensteinen fördern und Sodbrennen bekämpfen. Vor allem aber kann man mit Olivenöl zu hohe Cholesterinwerte senken.

> *Der Kräutertee des Monats: Brennnesseltee.* 1 gehäufter Esslöffel kleingeschnittene frische Brennesselblätter werden mit einem Viertelliter kochendem Wasser übergossen. Nur 2 Minuten ziehen, durchseihen, ungesüßt 3 Mal täglich 1 Tasse trinken. Brennesseltee stärkt die Nieren, die Leber und den Haarwuchs.

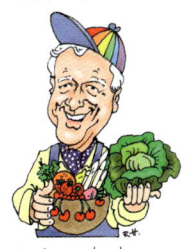

Das Wertvolle am kaltgepressten Olivenöl sind neben den Vitaminen A, B1, B2, B6, Pantothensäure, Folsäure, Vitamin C, Magnesium, Kalium, Phosphor, Eisen und Cholin die einfach und mehrfach ungesättigten Fettsäuren. Das sind die guten Fette, mit denen wir das gefährliche LDL-Cholesterin senken, das schützende HDL-Cholesterin anheben und somit Herz und Kreislauf schützen können. Und so genießen Sie Olivenöl am besten: Beginnen Sie jede Mahlzeit, mit einem kleinen Teller Olivenöl, in das Sie ein Stück Weißbrot tauchen und essen.

Fit durch den Mai
mit der Yams-Wurzel

Der Mai ist der Monat der Liebe, des Flirtens und des Küssens. Im Mai möchte man ewig jung bleiben, um das alles genießen zu können. Viele träumen speziell im Mai von einem Jungbrunnen. Es gibt ihn, und zwar in Form eines Gemüses, das aus Afrika und Ostasien stammt und besonders beliebt in der Türkei ist: die Yams-Wurzel, oft auch Yam-Wurzel genannt.

Sie wird auch auf unseren Märkten angeboten. Es gibt 600 Yams-Arten. Am beliebtesten ist die Kartoffel-Yams-Wurzel. Sie ist länglich, hat eine braune, flaumige Schale und innen ein weißes Fruchtfleisch. Wenn Sie eine Yams-Wurzel kaufen, muss sie fest sein.

Die Yams-Wurzel liefert reichlich Kalium für Muskeln und Nerven, Vitamin C gegen Stress und Erkältungen, B1 für starke Nerven, B6 und Folsäure fürs Herz. Das Besondere an der Yams-Wurzel ist die Substanz Diosgenin. Das ist der Roh- und Grundstoff, aus dem unser Körper sein körpereigenes Hormon DHEA herstellt, welches das Altern bremst und uns länger jung hält. Bauen Sie regelmäßig die Yams-Wurzel in Ihren Speiseplan ein.

Die Yams-Wurzel wird wie Kartoffel zubereitet: mit wenig Wasser dämpfen. Man kann die Wurzel auch schälen, in Würfel schneiden, in Suppen einkochen oder mit anderen Gemüsesorten zu einem Eintopf verarbeiten.

> *Kräutertee des Monats: Nussblättertee.*
> 2 gehäufte Teelöffel voll jungen, zarten und kleingeschnittenen Nussbaum-Blättern werden mit 1 Tasse kochendem Wasser übergossen, nur 2 Minuten zugedeckt ziehen lassen, durchseihen. Man trinkt – mit etwas Honig gesüßt – täglich 2 bis 4 Tassen. Nussblättertee reinigt das Blut, bekämpft Akne und Pickel auf der Haut.

Fit durch den Juni
mit natürlichem Sonnenschutz

Ohne Sonne könnten wir nicht leben. Wir haben an sonnigen Tagen bessere Laune, können aus der Nahrung Vitamine, Mineralstoffe, Spurenelemente und Bioaktivstoffe besser aufnehmen und verwerten. Doch das

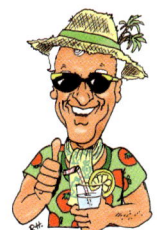 Dünnerwerden der Ozonschicht über uns lassen die Sonnenstrahlen immer aggressiver und gefährlicher werden. Aber man kann sich schützen.

Wer eine natürliche Bräune der Haut anstrebt, muss wissen: Der Teint wird wesentlich von der Aktivität des Körper bestimmt, in welcher Menge er den bräunenden Hautfarbstoff Melanin bildet. Diese Bräunungsintensität kann man beeinflussen, auch ohne intensive Sonnenbestrahlung, wenn man nämlich carotinoidreiche Lebensmittel in den Speiseplan einbaut: Karotten, Tomaten, Spinat, Melonen, Grapefruits mit rotem Fruchtfleisch. Diese Naturprodukte sorgen dafür, dass man mit weniger Sonnenbestrahlung schneller braun wird und dass diese Bräune dann auch länger hält.

Bei Sonnenbrand können folgende Naturrezepte rasch helfen:

- Tränken Sie ein Tuch in kühlem Schwarztee und legen Sie es auf die entzündeten Hautstellen auf.
- Oder reiben Sie die gerötete Haut mit einer Mischung aus Naturjoghurt und Topfen ein.
- Oder nützen Sie die entzündungshemmende Wirkung des puren Aloe-vera-Saft (Reformhaus, Apotheke) und massieren Sie ihn in die schmerzenden Hautstellen ein.

Kräutertee des Monats: Rosmarintee. 2 Teelöffel getrockneter Rosmarin (Apotheke, Reformhaus) mit einer Tasse kochendem Wasser überbrühen, 10 Minuten zugedeckt ziehen lassen, durchseihen, morgens, mittags und abends nach den Mahlzeiten trinken. Rosmarintee fördert die Durchblutung, hilft gegen Müdigkeit und Erschöpfung.

Fit durch den Juli
mit Kneipp-Rezepten
Viele von uns leiden unter extrem heißen Juli-Tagen. Die beste Hilfe sind bewährte Rezepte der Kneipp-Therapie, damit Sie gesund, fit und vital durch den Sommer kommen.

- Da ist das kalte Armbad bei drückender Hitze: macht munter, erfrischt. Das Waschbecken wird mit kaltem Wasser befüllt. Zuerst taucht man den rechten, dann den linken Unterarm ein, soweit wie möglich. Man bewegt nun die Unterarme im kalten Wasser hin und her, 20 bis 40 Sekunden, nicht länger. Dabei laut zählen, damit man richtig atmet. Arme aus dem Wasser, Wasser nur abstreifen, hin und her gehen, damit die Arme kräftig schwingen, bis sie trocken sind. Das Armbad macht munter bei Erschöpfung an heißen Tagen, bei Müdigkeit, bei nervösem Herzrasen. Nicht geeignet bei Herz-Krankheiten, Bluthochdruck, Rheuma.

- Eine weitere Möglichkeit: das Wassertreten. 25 bis 30 Zentimeter tief, kaltes Wasser in die Badewanne einlassen, im Storchenschritt nur 2 Minuten umhergehen, abtrocknen, in warmen Socken umherlaufen. Ideal gegen Wadenkrämpfe, Muskelkater, Einschlafstörungen, depressiver Verstimmung, Wetterfühligkeit. Nicht geeignet bei kalten Füßen, Thrombosen, bei Fieber, an den Tagen der Frau, Blaseninfektion.

- Sehr empfehlenswert am frühen Morgen ist Barfußlaufen im taunassen Gras. Das ist ein gutes Abhärtungsmittel gegen Erkältungen und hilft, Glückshormone im Gehirn zu produzieren.

Kräutertee des Monats: Pfefferminztee. 2 gehäufte Teelöffel mit frischen, klein geschnittenen Pfefferminzeblättern mit 1 Tasse kochendem Wasser übergießen, nur 2 Minuten ziehen lassen, durchseihen, lauwarm mit wenig Honig gesüßt trinken. 2 bis 3 Tassen am Tag. Der Pfefferminztee wirkt erfrischend, gibt an heißen Tagen Schwung.

Fit durch den August
mit dunklen Trauben

»Das Resveratrol aus den dunklen Trauben kann die Lebensspanne des Organismus verlängern!« Diese Aussage stammt von Prof. Dr. David Sinclair von der Medical School der Harvard Universität in Boston, USA. Er ist einer jener Forscher, die das Resveratrol in den Trauben entdeckten. Aus den wissenschaftlichen Studien geht eindeutig hervor: Der Bioaktivstoff Resveratrol schützt die menschlichen Körperzellen wie ein Schutzschild gegen den Angriff von Umweltgiften, gegen Herz-Kreislauf- Erkrankungen und kann auch das Krebsrisiko senken. Dr. David Sinclair beobachtete bei einem Labor-Experiment: Wenn er Hefe-kulturen mit Resveratrol

Kräutertee des Monats: Kamillentee. 1 Esslöffel Kamillenblüten (Apotheke) mit 1 Tasse kochendem Wasser überbrühen, zugedeckt 8 Minuten ziehen lassen, durchseihen. Bei Magenproblemen 3 Mal täglich 1 Tasse, möglichst ungesüßt, trinken.

anreicherte, dann lebten Sie 3 Mal so lang, als es von der Natur vorgegeben war. Er fand auch die Erklärung: Das Resveratrol aktiviert in den Hefezellen das Enzym STR 2. Dieses Enzym schützt das Erbgut der Zellen wie ein magisches Schutzschild.

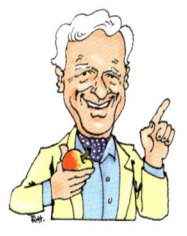

Man hat bei allen Forschungen auch beobachtet, dass das Resveratrol Gelenkschmerzen zu lindern vermochte. Am meisten aber verblüffte immer wieder der Jungbrunnen-Effekt. All diese wissenschaftlichen Beobachtungen sollten uns dazu animieren, die herbstliche Traubenzeit richtig zu nützen. Es macht z. B. Sinn, einmal die Woche einen Traubentag einzuhalten: Man isst über den Tag verteilt 1 1/2 bis 2 Kilo Trauben und sonst nichts. Oder man genießt 14 Tage lang einmal am Tag anstelle einer Hauptmahlzeit 1/2 Kilo dunkle Trauben.

Fit durch den September mit Wandern

Gehen ist die natürlichste Fortbewegung für den Menschen. Als Freizeitsport spricht man vom Wandern. Wandern kann jeder bis ins hohe Alter. Fürs Wandern braucht man auch keine teure Ausstattung: bloß feste Schuhe und eine Kopfbedeckung. Welche gesundheitliche Bedeutung hat nun das Wandern?

- Der ganze Körper wird dabei trainiert, die Beine allerdings am meisten. Die Muskulatur der Beine wird sanft und gleichmäßig durchblutet sowie elastisch gehalten. Es gibt dabei keine Gefahr einer Muskelzerrung oder eines Muskelrisses. Da der Fuß ständig Bodenkontakt hat, werden die Fußsohlen massiert, und über die nachgewiesenen Reflexzonen werden Muskeln, Wirbelsäule und alle inneren Organe positiv beeinflusst.

- Kräftige Schritte spürt man bis ins Gesäß. Das ist ein Beweis, dass beim Wandern Beckenmuskulatur, Gesäß- und Bauchmuskulatur angeregt werden, wobei auch die Verdauung gefördert wird.

- Eine Studie von Sportmedizinern in Oslo hat ergeben: Wenn man beim Wandern und beim flotten Gehen die Arme so richtig weit mitschwingen lässt, so ist das nicht nur gesund für die Wirbelsäule. Die Atemwege werden gestärkt. Und man verbraucht dabei um fast 50 Prozent mehr Kalorien.

- Bänder, Gelenke und Sehnen werden fit gemacht.

- Wandern stärkt den Kreislauf, fördert die Sauerstoffaufnahme, aktiviert Lunge und Herz, baut Stress ab.

Kräutertee des Monats: Melissentee.
1 gehäufter Teelöffel getrocknete Melissenblätter (Apotheke) mit 1 Tasse kochendem Wasser übergießen, zugedeckt 8 Minuten ziehen lassen, durchseihen. Mit etwas Honig lauwarm 3 Tassen am Tag trinken. Die ätherischen Öle der Melisse bringen wieder Harmonie in das durch Stress gestörte vegetative Nervensystem.

Fit durch den Oktober mit Abspecken

Eine Studie an der Harvard Universität in Boston, USA, hat nachgewiesen: Wer schlank in die kalte Jahreszeit geht, bekommt seltener eine Erkältung. Dicke Menschen sind infektgefährdeter. Daher macht es Sinn, jetzt Übergewicht abzubauen. Aber wer hat Zeit, Lust und Geld, in ein Kur-Zentrum zu gehen? Es gibt ganz einfache Tricks fürs Abspecken:

- Streichen Sie komplett den Zucker. Verzichten Sie auf Desserts. Trinken Sie längere Zeit nur ungesüßte Getränke. Schon das Weglassen von Zucker im Tee oder Kaffee hilft Pfunde abbauen. Streichen Sie kein Fett aufs Brot.

- Trinken Sie tagsüber zu jeder vollen Stunde 1 Glas Wasser mit etwas Zitronensaft. Beginnen Sie jede Mahlzeit mit einer halben Zucker- oder Honigmelone. Sie nehmen damit viel Flüssigkeit, Vitamine, Mineralstoffe und Spurenelemente auf und füllen den Magen mit wenig Kalorien, können danach weniger essen.

- Ihre Mahlzeiten sollten reichlich Obst und Gemüse enthalten. Besonders förderlich fürs Abnehmen sind Kiwis, Mangos, Paprika, Gurken und Äpfel. Essen Sie täglich 1 Ananas. Das Enzym Bromelain fördert den Fettabbau. Trinken Sie zu den Mahlzeiten 1/4 Liter Rettichsaft. Er fördert das Sättigungsgefühl, bindet Nahrungsfett und führt es über den Darm ab.

> **Kräutertee des Monats: Lindenblütentee.**
> 1 gehäufter Teelöffel getrocknete Lindenblüten (Apotheke) mit 1 Tasse kochendem Wasser übergießen, zugedeckt 5 bis 7 Minuten ziehen lassen, durchseihen. Zum stärken der Immunkraft gegen erste Erkältungen ein paar Tage 3 Mal täglich 1 Tasse trinken. Bei einer bereits vorhandenen Erkältung fördert der Lindenblütentee das heilende Fieber.

Fit durch den November mit Sanddorn

Die orangeroten, vollreifen, prallen Beeren des Sanddornstrauches, die meist erst nach dem Frost geerntet werden, sind speziell für den Start in die kalte Jahreszeit eine wertvolle Naturarznei, speziell als Schutz gegen Erkältungen und zum Stärken der körpereigenen Abwehrkräfte. Sanddornfrüchte liefern Vitamin A und das Provitamin A Betacarotin zur Stärkung der natürlichen Abwehrkräfte. Sie sind reich an B-Vitaminen für Nerven, Herz und Kreislauf, aber auch an Farb- und Duftstoffen, die uns vor Umweltschadstoffen schützen. Das Bedeutendste an den Sanddornfrüchten ist die enorme Menge an Vitamin C, die uns vor Erkältungen schützt und stark gegen Stress macht. Wir denken bei Vitamin C in erster Linie an Zitrusfrüchte. Das ist ungerecht. Sanddornbeeren haben 10 Mal soviel Vitamin C. Mit 100 g Sanddornfrüchten tanken wir etwa 900 mg. Und mit 1 000 mg täglich ist man optimal in Erkältungszeiten geschützt. Gleichzeitig sind die Beeren auch Muntermacher und liefern Vitalität.

Es gibt viele Möglichkeiten, die Kraft des Sanddorn zu nützen: Man kann die reifen Früchte kauen. Sie schmecken allerdings sehr sauer und herb. Man kann im Reformhaus Sanddorn-Vollfrucht

Kräutertee des Monats: Anis-Fenchel-Kümmel-Tee. Mischen Sie die 3 Gewürze zu gleichen Teilen. 1 gehäufter Teelöffel davon wird mit 1 Tasse kochendem Wasser übergossen und muss zugedeckt 10 Minuten ziehen. Durchseihen, mit Honig süßen, langsam trinken. Dieser Gewürztee verbessert an trostlosen, düsteren Novembertagen die triste Laune, baut die Seele auf.

kaufen und mischt ihn 1 zu 6 mit Wasser zu einem Saft, der sehr gut schmeckt und den vor allem auch Kinder – mit etwas Honig gesüßt – mögen. Man kann aber auch 2 Mal am Tag pur 1 Esslöffel einnehmen. Es gibt im Reformhaus Sanddorn-Vollfrucht mit Honig sowie mit Rohrohrzucker.

Fit durch den Dezember
mit Kohlgemüse
Der Dezember ist für viele ein Monat, in dem – bedingt durch die Feiertage – wenig Gesundes gegessen wird. Daher sollte man dankbar zum Ausgleich ein Gemüse nützen, das zu dieser Jahreszeit angeboten, sehr oft aber sträflich vernachlässigt wird. Es ist Kohlgemüse: Weißkohl, Rotkohl, Wirsing, Blumenkohl, Grünkohl. Kohlgemüse schmeckt gut und kann in vielen Zubereitungsarten serviert werden.

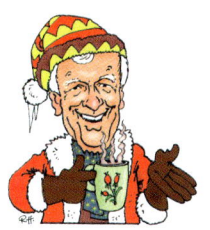

Kohlblätter enthalten Betacarotin, Vitamin A, Vitamin E und B-Vitamine. Die absolute Sensation aber ist das Vitamin C. Mit 100 g Kohlgemüse kann man den Tagesbedarf decken. Auch wenn man Kohl lange kocht, bleibt das Vitamin C erhalten, weil es von speziellen Co-Enzymen geschützt wird. Aber auch das Calcium in den Kohlblättern ist nicht ohne. Mit einer Portion Kohlgemüse – das sind 250 g – nimmt man soviel Calcium auf wie mit 2 Glas Milch. Kohl stärkt die Magen- und Darmschleimhäute, schützt durch seinen Anti-Ulcus-Faktor vor Magen- und Darmgeschwüren. Fachärzte an der Uni Essen betonen: Mit Kohlgemüse kann man das Risiko für Magen- und Darmkrebs senken.

Kräutertee des Monats: Lavendelblütentee. 1 gehäufter Teelöffel getrocknete Lavendelblüten (Apotheke) mit 1 Tasse kochendem Wasser übergießen, zugedeckt 8 Minuten ziehen lassen, durchseihen, mit Honig gesüßt 3 Mal täglich 1 Tasse trinken. Lavendelblütentee stärkt die Nerven und schafft positive Stimmung für die Festtage und den Jahreswechsel.

Viele essen weder Wirsing, Grünkohl oder Weißkohl, weil sie Blähungen bekommen. Ein Trick: Legen Sie das Gemüse 1 bis 2 Tage ins Tiefkühlfach. Die Kälte knackt die festen Blätter, macht sie besser verdaulich. Deshalb ist auch Tiefkühlware sinnvoll.

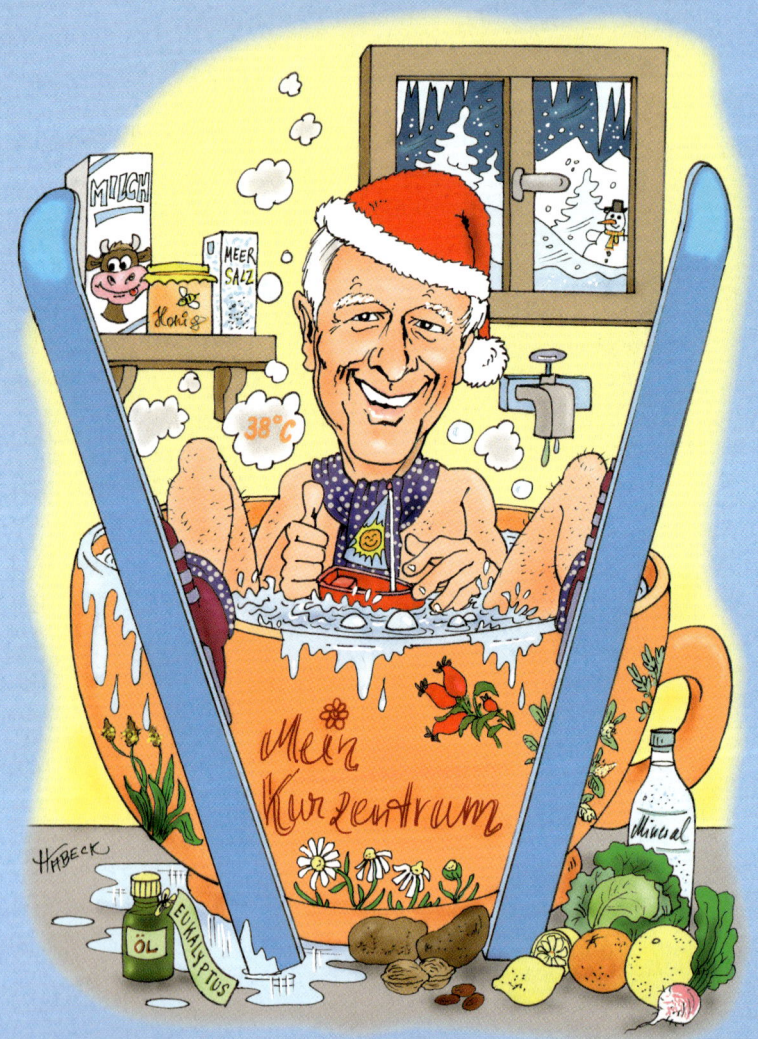

Winter

Adventzeit. Ein junges Ehepaar ist in der Küche bemüht, die ersten Weihnachtskekse ihres Lebens zu backen. Da steht plötzlich der kleine Sohn Max der Nachbarin in der Tür und ruft: »Da riecht es aber gut!« Sofort bestreicht die junge Ehefrau einen Keks dick mit Marmelade und reicht ihn dem Jungen. Der bedankt sich und geht. Nach ein paar Minuten kommt er wieder, legt den Keks auf den Küchentisch und sagt: »Die Marmelade war prima. Da habt Ihr Euren Unterteller wieder …!«

Ein neues Jahr hat begonnen. Der Psychotherapeut empfängt seinen ersten Patienten nach den Feiertagen und fragt ihn, was er für Probleme hat. Der meint völlig niedergeschlagen: »Ich habe so wahnsinnig viele Probleme. Ich weiß gar nicht, womit ich beginnen soll.« Da meint der Psychotherapeut: »Keine Sorge – das kriegen wir schon hin. Beginnen Sie einfach ganz am Anfang.« Da setzt der Patient an: »Also gut, wenn Sie meinen. Am Anfang habe ich Himmel und Erde erschaffen …!«

Winter-Witze sind immer willkommen, denn für viele ist ein starker, eiskalter Winter mit wenig Sonnenschein ganz und gar nicht lustig. Ich will Ihnen im folgenden Kapitel Anregungen geben, wie Sie optimal mit der Kälte umgehen lernen, wie Sie Ihre Haut pflegen und die Immunkraft stärken. Ich möchte Ihnen Rezepte verraten, wie Sie sich vor Erkältungen schützen, aber auch mit bereits vorhandenem Schnupfen oder grippalem Infekt schneller fertig werden. Und ich sage Ihnen, welche Heilkräuter Sie in der kalten Jahreszeit für Ihre Gesundheit einsetzen sollten. Hier ist Ihr Seminar für Winter-Wellness …

Winter

Winter – des einen Freud, des anderen Leid. Die einen lieben ihn – die Kälte draußen, die Gemütlichkeit drinnen –, freuen sich über Schnee, die anderen hassen ihn – zu kalt, zu ungemütlich – und warten sehnsüchtig auf den Frühling. Diese Jahreszeit scheidet die Geister. Sie hat unbestreitbar ihren ganz speziellen Reiz und mit ein bisschen gutem Willen kann man auch ihre Tücken – die lästigen Erkältungen, grippalen Infekte und sonstigen Wehwehchen – gut überstehen. Sehen Sie selbst …

Silvesterkater ade

Aua – es ist erst der 1. Januar und schon ist der erste gute Vorsatz für das Neue Jahr gebrochen: Wir haben den Jahreswechsel doch etwas zu feucht-fröhlich begangen. Die Folge: ein zünftiger Silvesterkater. Zum Glück gibt es einige gute Hausmittel, um den unliebsamen Gast ganz schnell wieder loszuwerden:

- Wenn das Katerchen eher sanft und verschmust daherkommt, dann genügt ein ganz sanftes Hausmittel: 250 ml Orangensaft auspressen, fünf Esslöffel Artischockensaft (Reformhaus) und zwei bis drei Teelöffel Honig dazurühren. Langsam trinken. Das Vitamin C macht wieder frisch und fit. Der Wirkstoff Cynarosid aus der Artischocke regeneriert die Leber und beschleunigt den Abbau des Alkohols.

- Ebenfalls gegen den »kleinen« Silvesterkater: zwei Rollmöpse und eine Salzgurke intensiv kauen. Auch ein halber Salzhering leistet gute Dienste. All diese pikanten Genüsse liefern dem Organismus Mineralsalze, die mit dem Alkohol aus dem Körper ausgeschieden worden sind.
- Viermal am Tag 125 ml Rote-Bete-Saft (Reformhaus) in kleinen Schlucken trinken. Der Eiweißbaustein Betanin in der Roten Bete beeinflusst den Fettstoffwechsel positiv und entlastet dadurch die Leber bei ihrer Arbeit. Eine ähnliche Aufgabe erfüllt auch der Selleriesaft. Man trinkt dreimal am Tag 125 ml davon.
- Wenn das Tierchen schon etwas wilder ist: in 250 ml Tomatensaft ein rohes Eigelb und einen Teelöffel Worcestersoße einrühren, mit Pfeffer und Kräutersalz würzen. Zügig trinken.
- Sehr wirksam: japanisches Heilpflanzenöl (Apotheke, Drogerie). Alle zwei Stunden einen Tropfen auf die Zunge geben und tief durch den Mund ein- und durch die Nase ausatmen.
- Und wenn der Kater eine ausgewachsene Wildkatze ist: aus 125 ml Wasser, einem Gemüsebrühwürfel und drei Esslöffeln Vollkorn-haferflocken eine Haferschleimsuppe zubereiten. Eine Tasse starken, ungesüßten Bohnenkaffee und den Saft von einer halben Zitrone dazugießen. Umrühren. Mit Todesverachtung essen. Es sieht schrecklich aus. Es schmeckt schrecklich. Aber es ist wirksam!
- Auch mit Homöopathie kann man dem Kater beikommen. Nux vomica, eine Tinktur aus der Brechnuss (Apotheke), heißt das

Zitronenlimonade Wenn Ihre Leber von der vielen Feierei etwas überfordert ist, dann sollten Sie in nächster Zeit täglich vor dem Frühstück Zitronenlimonade trinken. Pressen Sie eine Zitrone aus und rühren Sie den Saft in ein Glas trinkwarmes Wasser. Die Zitrone liefert dem Blut basische Stoffe. Das nützt auch der Leber.

Zaubermittel mit dem wenig appetitlichen Namen. Nehmen Sie über den Tag verteilt drei- bis viermal stündlich fünf Tropfen auf einem Stück Brot.

- Auch mit Akupressur kann man die Bestie zähmen: Setzen Sie den Zeigefinger der rechten Hand genau in der Mitte des Nackens an und massieren Sie entlang der Mitte der Schädeldecke bis zur Stirn nach vorne. Mehrmals wiederholen.

Übrigens – all diese hilfreichen Tipps lassen sich natürlich wunderbar auf den Faschingskater übertragen!

Feiertagspfunde loswerden

Nach dem ganzen hemmungslosen Schlemmen der Feiertage ist der erste Gang zur Waage meist ein im wahrsten Sinne des Wortes schwerer Gang – und sofort ist ein neuer guter Vorsatz da: abnehmen! Damit das aber auch wirklich dauerhaft von Erfolg gekrönt ist und man den unliebsamen Pingpong-Effekt vermeidet, muss man sich leider den ernährungswissenschaftlichen Gesetzen des Abnehmens beugen.

Hier die wichtigsten Abspecktipps fürs Neue Jahr:

- Nicht übertreiben lautet die Devise, denn weniger ist nicht unbedingt mehr. Wer nämlich ganz eifrig sein will und die vorgegebene Kalorienanzahl von 900 bis 1 000 Kalorien pro Tag unterschreitet, muss Erstaunliches feststellen: Er nimmt zu! Die Erklärung ist ganz einfach: Der Organismus schaltet seinen Betrieb auf Notzeiten und verwertet die wenige Nahrung, die er bekommt, umso intensiver.
- Ganz besonders wichtig für Frauen: die Diät unbedingt mit

Kalziumpräparaten unterstützen, denn Kalziummangel kann die Ursache für eine spätere Osteoporose sein.

- Und: Bewegung heißt das Zauberwort! Denn ohne sportliche Bewegung baut der Körper durch die reduzierte Nahrungsaufnahme Flüssigkeit und Muskelmasse ab, nicht aber Fett – und das wirkt sich negativ auf den Stoffwechsel aus. Daher: Wer diäten will, muss sich auch bewegen. Ideales Maß: viermal die Woche 25 Minuten wandern oder flott gehen. Nur so wird Fett in neue Muskelmasse umgewandelt. Ein Wermutstropfen: Leider kann man selten gezielt am Gesäß, am Bauch und an den Armen Fett verbrennen, auch wenn Fitnessstudios das gerne glauben machen. Bei jedem Menschen gibt es eine andere individuelle Abfolge des Fettabbaus.

- Ganz wichtig: niemals beim Fernsehen essen, denn da stopft man gedankenlos in sich hinein. Sinnvoll ist, den ersten Hunger mit Obst oder Salat zu stillen, dann isst man danach nicht mehr so viel. Und: täglich drei Liter Mineralwasser trinken.

- Übrigens: Vorsicht vor extremen Crash-Diäten! US-Mediziner haben herausgefunden: Wer in kurzer Zeit viel abnimmt, erhöht das Risiko für einen Herzinfarkt. Das schützende, »gute« HDL-Cholesterin sinkt nämlich bei extremen Gewichtsschwankungen rasant. Damit gewinnt das gefährliche »böse« LDL-Cholesterin die Oberhand.

Der Hit: Kohlsuppen-Diät
Wer rasch (aber trotzdem dauerhaft) Pfunde verlieren will, greift auf dieses Wundermittel zurück: einen großen Weißkohlkopf, 150 g Zwiebeln, fünf Möhren, 200 g Lauch und ein Bund Staudensellerie klein schneiden, mit zwei Würfeln Gemüsebrühe in 1 ½ Liter Wasser weich kochen, mit Sojasoße würzen. Man darf davon morgens, mittags und abends essen, so viel man will.

Eine echte Vitamin-C-Bombe – Wirsing

Kohl ist nicht nur gut gegen überschüssige Pfunde, sondern auch überaus gesund. Besonders wertvoll: Wirsing, der zu Beginn des Winters frisch geerntet und daher reichlich (und preiswert!) angeboten wird. Dass er gerade jetzt geerntet wird, hat seinen Sinn, denn erst durch den Frost entfalten seine wertvollen Inhaltsstoffe ihre Wirkung so richtig. Seit man um seine positiven Eigenschaften weiß, ist er auch seinen schlechten Ruf als Arme-Leute-Essen los. Hier seine Vorzüge auf einen Blick:

- Er ist der wichtigste Vitamin-C-Lieferant im Winter – enthält sogar doppelt so viel wie die Zitrone. Ganz besonders überzeugend: Während sich dieses so wichtige Vitamin bei anderen Lebensmitteln durch zu lange Lagerung und Erhitzen rasch abbaut, ist es beim Wirsing durch den Einfluss von mehreren Coenzymen so stabil, dass auch das Kochen ihm nichts anhaben kann.
- Auch die Umweltbelastung stört den Wirsing nicht: Er enthält kaum Schadstoffe, und wenn, dann nur in den äußeren Blättern. Diese also bitte entfernen und den Rest einfach gut waschen.

Kohlgerichte ohne Blähungen genießen Wer nach dem Genuss von Kohlgerichten unter Blähungen leidet, sollte das erste Kochwasser weggießen und für jedes Kohlgericht die Gewürze Kümmel und Fenchel verwenden. Übrigens: Auch andere Kohlsorten wie Weiß- und Rotkohl, Rosenkohl und Grünkohl sind gesund. Unbedingt auf das heimische Angebot an Gemüse zurückgreifen, importierte Gemüsesorten sind meist Treibhausware oder haben einen langen Weg bis zu uns zurückgelegt, was schon aus Umweltgründen nicht zu befürworten ist.

- Wirsing enthält auch Methyl-Methionin-Sulfonium-Bromid – schützt Magen und Darm vor Geschwüren.
- Erwiesen: häufiger Genuss von Wirsing senkt das Krebsrisiko.
- Last but not least: Wirsing kann Wetterfühligkeit und Migräne bekämpfen. Dann bitte schonend dünsten und mit Pellkartoffeln servieren.

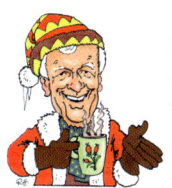

Hier ein Rezept für einen köstlichen Eintopf: 250 g Lammfleisch, drei Zwiebeln und 250 g Kartoffeln in Würfel schneiden. 500 g Wirsing putzen, waschen und ohne Strunk hobeln. Das Fleisch zehn Minuten in einem Topf in etwas Öl anbraten, Zwiebeln dazugeben, drei Minuten braten. Wirsing dazugeben, zwei Minuten anbraten, die Kartoffeln dazugeben, 125 ml Gemüsebrühe dazugeben. Mit Salz, Pfeffer und Kümmel würzen. Zugedeckt dreißig Minuten kochen. Mit gehackter Petersilie bestreuen und servieren.

Entschlacken und Entgiften

Wer mit noch mehr Power in das Neue Jahr starten will und den Organismus mal so richtig von den Altlasten des letzten Jahres befreien will, der sollte jetzt eine Entschlackungs- und Entgiftungskur starten. Wichtig dabei:

- Reichlich trinken, und zwar gesunde Getränke ohne Kalorien, denn nur so können Gifte und Schlacken über die Haut und die Harnwege abtransportiert werden.
- Essen in ganz geringem Maße ist erlaubt, aber nur Naturprodukte, die den Körper nicht belasten, ihn zugleich aber mit allen

lebenswichtigen Stoffen wie Vitaminen, Mineralstoffen, Spurenelementen, Enzymen und Ballaststoffen versorgen (z. B. Kartoffeln).
- Die Kur unbedingt am Wochenende durchführen und auf anstrengende körperliche Tätigkeit verzichten.
- Pro Tag 1 ½ kg Pellkartoffeln zubereiten und diese über den Tag verteilt essen. Kräutersalz ist erlaubt, Butter und Quark nicht.
- Dazu über den Tag verteilt zwei bis drei Liter Mineralwasser trinken.

Das hört sich für Sie furchtbar an? Sie werden sehen: Sie kriegen keinen Hunger, sind immer satt. Tagsüber ein wenig spazieren und nachts zehn Stunden schlafen. Der Blick auf die Waage am Montagmorgen belohnt, denn man hat in den zwei Tagen nicht nur entschlackt, sondern auch abgenommen. Und das Wichtigste: Sie fühlen sich voller Energie, die Verdauung ist wieder im Lot und Sie starten mit Elan ins Jahr.

Frost: Purer Stress für die Haut

Der Winter mit Frost und Kälte ist purer Stress für die Haut. Auch die trockene Heizungsluft und der ständige Wechsel von Wärme drinnen und Kälte draußen tun ihr Übriges. Die unschöne Folge: Die Haut wird rau und altert schneller, die Falten vertiefen sich. Das muss nicht sein, denn es gibt für die Haut den Frostschutz:

- Fetthaltige Cremes und Salben verwenden, denn ein höherer Fettanteil schützt gegen das Austrocknen der Haut in stark geheizten Räumen mit niedriger Luftfeuchtigkeit. Nicht ratsam: Cremes mit einem hohen Feuchtigkeitsanteil, denn sie verstärken das Kältegefühl im Freien.

- Besonders bewährt: Öle aus den natürlichen Substanzen der Aloe vera, aus dem Bisabolol der Kamille, dem Jojobaöl und aus den Schutzvitaminen A und E; außerdem Salben, Cremes und Lotionen ebenfalls mit hoch dosiertem Vitamin E (Apotheke). Das Vitamin E stärkt die natürlichen Abwehrkräfte der Haut, macht sie geschmeidig und widerstandsfähig gegen Kälte, Schnee, Regen und Nebel.
- Ein großes Don't: unmittelbar nach der Gesichtswäsche ins Freie zu gehen! Das kann zu schmerzhaften Erfrierungen führen. Hilfreich ist da der gute alte Haarföhn, denn so kann man die Haut wirklich gründlich trocknen.
- Besonders empfindlich sind die Ohren, denn sie sind kaum durch Fett geschützt. Also: immer schön die Ohren eincremen.
- Das gilt auch für die Lippen: Ein Pflegestift erhält sie geschmeidig und bewahrt sie vor Frostschäden und Rissen. Oder: die Lippen mehrmals am Tag mit Weizenkeimöl, Honig oder Kakaobutter einreiben. Bei Herpesbläschen sollte man beim ersten Jucken, Kribbeln und Brennen sofort 100-prozentigen biologischen Aloe-vera-Saft, Teebaumöl oder Propolistinktur aus dem Bienenstock auf der betreffenden Stelle einmassieren.
- Für Skifahrer gilt: niemals den notwendigen Sonnenschutz – auch bei Wolken und Nebel – vergessen! Schutzfaktor 15 muss schon drin sein.
- Wie immer unerlässlich: ausreichend trinken, mindestens zwei bis drei Liter Mineralwasser täglich. Das bewahrt das jugendliche Aussehen der Haut und bekämpft neue Faltenbildung.
- Gegen die trockene Heizungsluft empfiehlt es sich, Schalen mit Wasser auf die Heizung zu stellen oder feuchte Tücher im Raum aufzuhängen. Auch Luftbefeuchtungs- oder Luftreinigungsgeräte sind geeignet. Vor allem aber: Trinken Sie viermal am Tag eine Tasse Jasmintee, er füllt die Feuchtigkeitsspeicher im Körper auf.

Einen Teelöffel Jasmintee mit kochendem Wasser übergießen, nur 45 Sekunden ziehen lassen.

- Und hier das Rezept für eine Feuchtigkeitsmaske: Verrühren Sie eine Banane mit einem Esslöffel Quark und einem Teelöffel Jojobaöl. Tragen Sie den Brei als Maske auf und lassen Sie ihn zwanzig Minuten einwirken.
- Wenn Sie an einem kalten Tag Ihre Badewanne zum Kurzentrum machen und eine zarte, glatte Haut haben wollen, dann sollten Sie ein Bad à la Kleopatra genießen: Verrühren Sie in einem Liter warmer Milch 150 g Honig und 150 g Meersalz. Gießen Sie die Mischung in das Badewasser mit 38 °C. Baden Sie darin zwanzig Minuten. Anschließend gut abtrocknen und im Bett eine Stunde nachschwitzen.

Müde Winterhaut Bei müder und unreiner Winterhaut hilft ein ganz einfaches Heilmittel: alle zwei Tage ein Gesichtsdampfbad mit Salbei machen. Dazu eine Handvoll getrockneter Salbeiblätter mit einem Liter Wasser aufkochen, dann etwas abkühlen lassen. Den Salbeidampf zehn Minuten auf den Teint einwirken lassen, dann mit Küchenpapier abtupfen und das Gesicht mit dem warmen Salbeitee waschen, abtrocknen.

Winterpflege für strapazierte Hände

Auch sie leiden unter der kalten Jahreszeit, besonders wenn man keine Handschuhe trägt: die Hände. Nach einer Reihe kalter Wintertage rächen sie sich mit geröteter, geschwollener, trockener, rauer und rissiger Haut. Und das sieht nicht nur unschön aus, sondern fühlt sich auch nicht gut an – und ist noch dazu völlig überflüssig. Denn: Es gibt zahlreiche wirksame **Naturrezepte** dagegen:

- Einen Esslöffel Puderzucker mit ein paar Tropfen Mandelöl (Apotheke) mischen und damit die Hände mehrmals am Tag einreiben. Das überzeugende Ergebnis: samtig-weiche Haut schon nach wenigen Anwendungen.
- Fünf Esslöffel Weizenkeimöl im Wasserbad erwärmen und das Öl dann großzügig in die Hände einmassieren. Baumwollhandschuhe überziehen und das Weizenkeimöl über Nacht einwirken lassen.
- Ein altes Hausmittel aus Großmutters Zeiten: sieben Möhren ganz fein raffeln und mit etwas Olivenöl zu einem Brei verrühren. Diesen auf die Hände auftragen und zehn Minuten einwirken lassen, dann abwaschen.
- Ganz besonders unangenehm: Frostbeulen. Dagegen hilft ein Tee aus Kalmuswurzeln oder Eichenrinde (Apotheke). Die Hände fünfzehn Minuten lang im lauwarmen Bad baden, dann dreißig Sekunden in kaltes Wasser tauchen und gut abtrocknen. Danach mit Propolissalbe (Apotheke) einreiben. Auch hilfreich: nach dem Bad ganz dick Kampfersalbe (Apotheke) auftragen und über Nacht einwirken lassen.
- Erste Hilfe bei stark schmerzenden Händen: Tonerde (Apotheke) mit normaler Handcreme zu Brei vermischen und damit die Hände einreiben, vier Minuten einwirken lassen, dann mit Kamillentee abwaschen.
- Das hilft bei schmerzhaften Verspannungen in den Händen: regelmäßiges Baden in lauwarmem Kamillentee. Und wenn sich hinter den schmerzenden Fingern Rheumabeschwerden verbergen, hilft ein kurioses Hausmittel: eine Orange schälen und die Schale in kleine Stücke teilen, dann jedes Stück zwischen Daumen und

Zeigefinger auspressen, sodass das ätherische Öl aus der Schale auf die Fingergelenke läuft. Das Öl in die Gelenke einmassieren und dabei Fingerübungen machen.

- Bei geschwollenen Händen hilft eine sanfte Massage von den Fingerspitzen bis zum Arm. Und: abends fünf Tropfen Zitronenöl in 250 ml kalter Milch verrühren, ein Tuch darin eintauchen, auswringen und zehn Minuten lang die Hände darin einschlagen.

Ganz unangenehm – ständig kalte Hände Einfaches Hausmittel dagegen: Zwei Schüsseln bereitstellen, in die eine gibt man sehr warmes, in die andere kaltes Wasser. Nun die Hände fünf Minuten in das warme Wasser, danach dreißig bis vierzig Sekunden ins kalte Wasser tauchen. Gut abtrocknen. Auch empfehlenswert: in einer Schale drei Tropfen Rosmarinöl mit einem Teelöffel Arnikaöl verrühren und damit die Hände einmassieren. Über Nacht wirken lassen. Auch von innen kann man kalte Hände bekämpfen: mit Knoblauch- und hoch dosierten Gingkopräparaten (Apotheke).

Besser als ihr Ruf – Winterkälte

Auch wenn man den Winter einfach leid ist und sich nach dem Frühling sehnt – die Kälte hat auch ihre positiven Seiten.

- Klingt unglaublich, ist aber wahr: Bei besonders großer Kälte ist die Gefahr einer Grippeepidemie geringer, weil sich in diesem Klima die Viren nicht so rasch und so leicht vermehren können.
- Pollen-Allergiker freut's: Bei frostiger Winterluft können sie endlich einmal frei durchatmen und die Abwehrkräfte der Atemwege für das Frühjahr stärken.

- Winterkälte macht schlank … gut, das ist jetzt etwas sehr einfach – aber tatsächlich: Wenn man sich bei frostigen Temperaturen ein bis zwei Stunden draußen aufhält, verbrennt der Organismus, je nach Körpergröße und Körpergewicht, täglich etwa 300 bis 600 Kalorien mehr als sonst. Also – ohne schlechtes Gewissen ran an das nächste Stück Kuchen.

Und jetzt das große Aber: Winterkälte tut nur dann gut, wenn man einige Dinge beachtet:

- Unerlässlich: sich warm anziehen, und zwar in mehreren Schichten. Zuerst schweißdurchlässige Unterwäsche, darüber wärmende, Feuchtigkeit aufsaugende Baumwolle oder Wolle. Darüber dann eine Jacke und eine Hose, die vor Wind und Nässe schützen.
- Niemals ohne Kopfbedeckung ins Freie gehen, denn über die Kopfhaut gibt unser Körper – vergleichbar dem Schornstein eines Hauses – sehr viel Wärme ab, die, wenn zu viel verloren geht, nicht mehr so rasch ersetzt werden kann. Die Folge: Das Immunsystem ist gefährdet.
- Auch die Füße müssen immer warmgehalten werden. Eine einzige Stunde draußen mit kalten Füßen umherzulaufen, bedeutet ein Absinken der Temperatur im Mundraum um bis zu drei °C – leichtes Spiel für Viren und Bakterien. Winterschuhe sollten eine halbe Nummer größer sein als Sommerschuhe, denn die Füße sind in weiteren Schuhen besser vor Kälte geschützt, weil sich zwischen Fuß und Schuh ein Luft- und Wärmepolster bildet. Aber: ruhig ab und zu eine Minute mit nackten Füßen durch sauberen Schnee laufen – das hat eine ähnliche Wirkung wie Wassertreten. Anschließend die Füße gut abtrocknen und warm einpacken. Wenn es doch passiert ist und man sich Frostbeulen an den Füßen eingefangen hat, hilft

folgendes altes Hausrezept: die Frostbeulen etwa drei Wochen lang täglich mit dem abgekühlten Kochwasser von Pellkartoffeln abwaschen, gut abtrocknen und mit Leinöl einreiben.

- Möglichst auf Alkohol verzichten, denn er weitet die Gefäße, sodass zu viel Wärme abgegeben wird. Die extreme Folge können Erfrierungen sein. Das ideale Getränk für kalte Tage: warmer Lindenblütentee.

- Bei Kälte steigt unser Bedarf an Vitamin E. Daher: reichlich Nüsse, Vollkornbrot und Milchprodukte essen. Auch der Verzehr von Haferflocken ist ratsam, denn sie wirken leistungssteigernd, machen geistig und körperlich stark und aktivieren den Botenstoff Dopamin, eine Vorstufe des Gute-Laune-Hormons Serotonin.

- Ebenfalls wichtig ist Vitamin D 3. In der kalten Jahreszeit leiden zwei Drittel aller Frauen und Männer über fünfzig an einem gravierenden Vitamin-D-3-Mangel, einfach weil die Sonne zu wenig scheint. Die Folge: Osteoporose. Es empfiehlt sich, einige Zeit täglich eine Brausetablette mit 1500 mg Kalzium und 400 IE (Internationale Einheiten) Vitamin D 3 (Apotheke) einzunehmen.

- Wer bei großer Kälte wandert: Unbedingt durch die Nase atmen und den Mund geschlossen halten. So wird die eingeatmete Luft auf für die Bronchien angenehme 37 °C angewärmt.

- Wer dennoch ständig friert, sollte jetzt einige Zeit auf kalte Mahlzeiten, vor allem Salate, verzichten, denn der Magen braucht beim Verdauen von kalter Küche viel Energie. Dafür darf dann gerne das Frühstück etwas deftiger ausfallen, so wird mehr körpereigene Wärme produziert. Damit man davon nicht träge wird, empfiehlt sich ein Brot mit Schinken, das bringt das Gehirn am Morgen schneller in Schwung als Rührei.

- Und: Sie sollten regelmäßig die Durchblutung im ganzen Körper aktivieren. Massieren Sie mit dem Zeige- und Mittelfinger in kreisenden Bewegungen den gesamten Fuß (nackt), beginnend bei den Zehen. Danach umfassen Sie fest jede Zehe, ziehen und drücken sie.

Wenn Sie diesen kleinen »Knigge« für die kalte Zeit beachten, können Sie die Kälte so richtig genießen.

Gut für die Ohren Man kann an kalten Wintertagen mit Kaugummi-kauen einer Ohrenentzündung entgegenwirken – einfach und lecker zugleich. Durch die Kaubewegungen öffnet sich die eustachische Röhre zwischen Mittelohr und Mundhöhle. Dadurch wird das Ohr entlüftet und bleibt trocken. Bakterien, die eine Entzündung auslösen, können sich nicht ansiedeln.

Den Kreislauf auf Trab bringen

Hätte Sie das gedacht? Nicht nur die Sommerhitze, sondern auch der Winter bedeutet bei den meisten Menschen eine Belastung für den Kreislauf. Die Gründe liegen auf der Hand: zu wenig Bewegung, Verengung der Blutgefäße bei kalten Außentemperaturen und häufigere Erkältungen, die den Kreislauf wiederum belasten. Wichtig daher: den Kreislauf fit und stabil halten. Das ist mit den richtigen Maßnahmen ganz einfach:

- Mögliches Übergewicht reduzieren, denn das tut dem Kreislauf gar nicht gut.
- Reichlich trinken: täglich mindestens zwei bis drei Liter Mineralwasser, stilles Mineralwasser oder Leitungswasser.

- Täglich zwei bis drei Äpfel essen, denn die darin enthaltenen Pektine senken erhöhte Cholesterinwerte. Und das entlastet den Kreislauf.
- Regelmäßig Knoblauch essen oder, wenn Sie den Gesuch scheuen, Knoblauchpräparate aus der Apotheke einnehmen. Knoblauch hält unsere Gefäße elastisch.
- Auf ausreichende Versorgung mit den Mineralstoffen Kalium (z. B. in Bananen, getrockneten Feigen, roher Petersilie und Pellkartoffeln) und Magnesium (Naturreis, Vollkornprodukte, Hirse und Leinsamen) achten.
- Ebenfalls unerlässlich für einen stabilen Kreislauf: Vitamin E. Das liefern Weizenkeime, Weizenkeimöl, Mais, Milch- und Vollkornprodukte.
- Der Weißdorn (Crataegus) ist ein Heilkraut, dessen Wirkstoffe – die Procyanidine – die Herzleistung verbessern, die Herzkranzgefäße stärken und den Kreislauf stabilisieren. Besonders sinnvoll ist eine Weißdornkur – entweder mit Tee, Saft, Tinktur oder einem Prä-

Chinesische Heilgymnastik Mit einer Übung aus der chinesischen Heilgymnastik kann man den Kreislauf hervorragend stärken: Setzen Sie sich kerzengerade auf einen Stuhl ohne Seitenlehnen, die Füße locker auf den Boden stellen. Legen Sie die Handflächen links und rechts von sich auf die Sitzfläche. Nun drücken Sie mit der linken Handfläche, danach mit der rechten Handfläche sechsmal auf die Sitzfläche des Stuhls. Danach heben Sie zuerst die linke Hand – mit der Handfläche nach oben – empor, als wollten Sie eine Schale zur Decke heben, dann mit der rechten Hand. Hände ausschütteln und die Übung wiederholen. Immer nur vor dem Essen machen.

parat aus der Apotheke – nach einer Erkältung, wenn man noch abgeschlagen, müde und erschöpft ist.

• Auf ausreichend Bewegung achten. Faustregel: mindestens dreimal pro Woche jeweils zwanzig Minuten, z. B. Wandern, Laufen, Radfahren, Gymnastik, Treppensteigen.

Vitalcocktail für den Winter

Ein ganz besonderer Push für unsere Abwehrkräfte ist eine spezielle Vitalkur für die Körperzellen.

Dazu ein kurzer Blick auf die Abläufe in unserem Körper: Verantwortlich für die Steuerung unserer Immunkraft ist die Thymusdrüse hinter dem Brustbein, sie bildet Körperzellen zu hochaktiven Abwehrzellen aus und erteilt dem gesamten Organismus den Auftrag, sich gegen Feinde – Gifte und Krankheitserreger – zu wappnen. Erwiesen ist, dass jede einzelne unserer sechzig Billionen Zellen ein spezielles Abwehrsystem gegen Schnupfen, Erkältungen und grippale Infekte entwickeln kann, wenn sie regelmäßig mit einem Cocktail aus den drei Vitaminen A, C und E versorgt wird. Die drei Vitamine haben unterschiedliche Aufgaben, das Vitamin A stärkt die gesamte Zellstruktur, das Vitamin C stärkt und schützt die Zellflüssigkeit und das Vitamin E stärkt die Zellwand gegen eindringende Krankheitserreger. Wichtig: Nur die Kombination aus diesen drei Vitaminen hat diese Powerwirkung, sie arbeiten sozusagen im Teamwork: Wenn ein Krankheitserreger die Zellwand berührt, wird er von einem Vitamin-E-Molekül festgehalten und inaktiv gemacht. Das Vitamin C nimmt den Eindringling dann dem Vitamin E ab, damit dies weiter die Zelle schützen kann, und führt ihn den Abwehrzellen zu. Der ganze Vorgang wird vom Vitamin A gesteuert.

Wenn das kein überzeugendes Argument für eine Winterkur mit einem Immuncocktail aus den drei Vitaminen ist! Empfohlene Anwendung: einmal im Monat eine Woche lang.

Und so wird's gemacht: Möhren liefern Vitamin A, Orangen das Vitamin C, Weizenkeimöl das Vitamin E. Dazu wird noch der Saft der Roten Bete gegeben, denn er liefert den roten Farbstoff Betanin, der die Krankheitserreger angreift, sie in der Entwicklung hindert und über die Harnwege abtransportiert.

Und hier das **Rezept** (Angaben für zwei Personen): 250 ml frisch gepressten Orangensaft, 125 ml Möhrensaft und 125 ml Rote-Bete-Saft in ein Gefäß gießen und einen Teelöffel Weizenkeimöl dazurühren. Gut umrühren, in Gläser füllen, in langsamen, kleinen Schlucken trinken. Täglich einmal.

Winterzeit – Erkältungszeit

Klar, die kalte Winterluft ist natürlich ein Dauerangriff auf die Atemwege. Winter für Winter lauern an jeder Ecke Bakterien und Viren, rollen Erkältungs- und Grippewellen durchs Land. Kaum einer, der nicht von Schnupfen, Husten, Heiserkeit und Schlimmerem geplagt wird. Dabei gibt es einfache, aber höchst wirksame Mittel, diesen lästigen Begleiterscheinungen des Winters erst gar keine Chance zu geben bzw. ihnen rasch den Garaus zu machen.

Erkältungen richtig vorbeugen Am besten ist es natürlich, wenn man erst gar keine Erkältung bekommt. Auch wenn das angesichts der Millionen von Viren und Bakterien um einen herum schwierig erscheint – unmöglich ist es nicht. Es gibt einige nützliche Tipps und Tricks, um Erkältungen aus dem Weg zu gehen:

- Zink einnehmen, nach Absprache mit dem Arzt oder Apotheker, täglich ein bis zwei Kapseln. Parallel dazu ist es sinnvoll, zweimal täglich 500 mg Vitamin C zuzuführen.
- Quasi ein Wundermittel zur Vorbeugung gegen Erkältungen sind Zitrusfrüchte – Orangen, Zitronen, Mandarinen, Grapefruits. Sie enthalten reichlich Vitamin C und das stärkt bekanntlich die Abwehrkräfte. Der Nachteil: Vitamin C wird im Körper schnell verbraucht und abgebaut, daher muss man es mehrmals am Tag aufnehmen. Also: Ein paar Orangen morgens reichen keineswegs für den ganzen Tag als Schutz aus. Am schnellsten gelangt das Vitamin übrigens aus einer flüssigen Quelle in den Körper: einen halben Liter Hagebuttentee oder Sanddornsirup, mit Wasser aufgegossen, langsam trinken, jeden Schluck auf die Mundschleimhäute einwirken lassen.
- Sehr wirksam als Schutz gegen Erkältungen ist Rote Bete. Sie enthält einen Farbstoff, das Betanin, das Krankheitserreger bekämpft und ihren Abtransport aus dem Körper fördert, die natürlichen Abwehrkräfte gewinnen wieder Oberhand. Man kann Rote Bete roh oder gekocht essen, am besten welche aus biologischem Anbau, weil die Rübe wie ein Schwamm aus dem Boden leider auch alle Schadstoffe aufsaugt. Am einfachsten ist sicher der Verzehr von Rote-Bete-Saft. Zur Vorbeugung empfiehlt es sich, einige Zeit jeden Tag 250 ml Rote-Bete-Saft zu trinken oder eine Dessertschale mit Rote-Bete-Salat zu essen.
- Meerrettich in den Speiseplan einbauen, am besten frisch gerieben in der Suppe, zu etwas Schinken und aufs sparsam bestrichene Vollkorn-Butterbrot. Meerrettich hemmt und bekämpft Erkältungsviren und killt Bakterien in den Atemwegen. Wenn die Atemwege angegriffen sind, gibt es ein Naturrezept: 60 g geriebenen Meerrettich, 80 g klein gehackte Kresse, eine klein gehackte

Knoblauchzehe sowie die klein geschnittene Schale einer Bio-Orange mit vier Zimtstangen fünfzehn Tage in zwei Liter Weißwein ansetzen, dann das Ganze durchseihen und mit der gleichen Menge Rohrzucker aufkochen. dreimal am Tag einen Teelöffel einnehmen.

- Abends zehn Tropfen Teebaumöl oder zwanzig Tropfen Propolis-tinktur (Apotheke) in ein Glas lauwarmes Wasser geben und damit gurgeln. Das desinfiziert die Mundhöhle und macht sie frei von Viren, die man sich tagsüber eingefangen hat.
- Hier das Rezept für einen speziellen Immuncocktail: Sieben Tage lang täglich einen halben Liter Rotbuschtee zubereiten, ihn lauwarm werden lassen und einen Teelöffel Vitamin-C-Granulat einrühren. Das Vitamin C in Kombination mit dem Flavonoid Aspa-lathin aus dem Rotbuschtee baut die Immunkraft auf.
- Abends ein heißes Fußbad – fünfzehn Minuten lang – oder

Ölziehkur Im Winter sind wir besonders vielen Viren und Bakterien ausgesetzt, die den Mund besiedeln und von dort aus den Körper erobern wollen. Um diesen Angriff abzuwehren, empfiehlt sich die Ölziehkur, in Russland ein uraltes Rezept: morgens auf nüch-ternen Magen einen Esslöffel kalt gepresstes Sonnenblumenöl in den Mund nehmen und es zehn bis fünfzehn Minuten zwi-schen den Zähnen hin und her ziehen. Nicht schlucken! Dann ausspucken. Das Öl sollte weißlich geworden sein, wenn nicht, war die Zeit zu kurz. Dann Mund ausspülen und Zähne ohne Zahnpasta putzen. So ist die Mundhöhle wieder frei von Krank-heitserregern. Außerdem wirkt die Ölziehkur gegen Kopfschmer-zen, Bronchitis, Zahnschmerzen, Thrombosen, Ekzeme, Magen-geschwüre, Darmerkrankungen, Herz- und Nierenbeschwerden sowie Frauenleiden.

morgens eine heiße Dusche, zehn Minuten lang. Dabei sollte das Wasser vor allem auf die Wirbelsäule auftreffen. Wer Zeit hat, kann auch vor dem Zubettgehen ein heißes Wannenbad mit Eukalyptusöl genießen.

- Genügend Schlaf: jede Nacht acht bis neun Stunden.
- Wie immer: reichlich trinken – zwei bis drei Liter Wasser täglich.
- Nicht rauchen.
- Reichlich Bewegung an der frischen Luft.
- Unbedingt kalte Füße vermeiden.

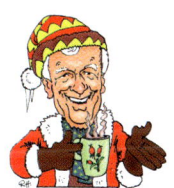 **Schnupfen** Im Winter hat der Schnupfen Hochkonjunktur. Sicher – das ist keine bedrohliche Erkrankung, aber lästig ist er doch. Bei einem starken Schnupfen fühlt man sich oft richtig krank, ist müde, abgeschlagen und möchte sich eigentlich am liebsten im Bett verkriechen. Daher: Man sollte dem Schnupfen rechtzeitig den Riegel vorschieben, damit es erst gar nicht so weit kommt. Die Liste der Hausmittel ist lang.

- 125 ml Holundersaft (Reformhaus) mit 125 ml heißem Wasser mischen, einen Teelöffel Honig und zwei Gewürznelken dazugeben, dann das Ganze noch einmal kurz erhitzen. In kleinen Schlucken trinken.
- 250 ml Apfelessig und 125 ml Wasser in einem Topf erhitzen. Dann die aufsteigenden Dämpfe fünfzehn Minuten lang einatmen.
- Einige Tage drei- bis fünfmal täglich je nach Stärke des Schnupfens fünfzehn Tropfen Allium cepa D2, die homöopathische Tinktur aus dem Zwiebelsaft (Apotheke), auf ein kleines Stück Vollkornbrot geben und dieses lange und intensiv kauen.
- Zweimal täglich einen Teller selbst gemachte Hühnersuppe essen.

Wichtig: Die Suppe muss mit Gemüse und vor allem mit dem Fleisch der Hühnerbrust zubereitet sein. Und: Sie sollte sehr warm gegessen werden. Klingt kurios, des Rätsels Lösung ist aber ganz einfach. Hühnerbrust enthält reichlich Spurenelement Zink. Und das wiederum ist sehr hilfreich im Kampf gegen den Schnupfen. Als Wissenschaftler kürzlich das Geheimnis der guten alten Hühnersuppe erforscht haben, stellten sie fest, dass die Wirksamkeit von in Hühnerfleisch enthaltenem Zink darauf beruht, dass es hier in einer speziellen Zusammensetzung, der Bindung an die Eiweißbestandteile Histidin, vorhanden ist. Aus Obst und Gemüse beispielsweise kann Zink oft gar nicht richtig resorbiert werden, da es mit den Obst- und Pflanzensäuren eine stabile Verbindung bildet, aus der es schwer zu lösen ist. Wem die Sache mit der Hühnersuppe zu mühsam ist, der kann natürlich auch auf die »Hühnersuppe aus der Apotheke« zurückgreifen, Kapseln, in denen Zink mit dem Eiweißbaustein Histidin kombiniert ist (Curazink-Histidin). Tägliche Dosis für gesunde Menschen, eine Kapsel. Wer bereits an einer Erkältung leidet, braucht entsprechend mehr. Zink ist außerdem vorhanden in Haferflocken, Datteln, Käse.

Gute Nachricht für den Winter: Wer rechtzeitig zu Beginn einer Erkältung Zink zuführt, stoppt die eindringenden Erkältungsviren, bremst ihre Vermehrung, verhindert ihr Eindringen in die Schleimhäute und kann damit die Dauer der Erkrankung erheblich verkürzen.

- Ganz einfach: Bei Bedarf immer mal wieder an einem Fläschchen japanischem Heilpflanzenöl oder Eukalyptustinktur schnuppern, das macht die Atemwege frei.
- Auch der bereits vorgestellte ACE-Vitalcocktail (vgl. S. 38) ist eine wirksame Waffe gegen den Schnupfen. Eine Woche lang jeden Tag einen Cocktail genießen.

- Regelmäßig eine in frisch gepressten Zitronensaft getauchte Ingwerwurzel (Apotheke) kauen.
- Fünfmal am Tag eine gehäufte Gabel mit rohem, frischem Sauerkraut essen. Gut und lange kauen.
- Möglichst viele Produkte mit Hagebutte verzehren, z. B. Hagebuttentee oder Hagebuttenkonfitüre; Hagebutten haben viel Vitamin C – gut für die Abwehrkräfte.
- Ein uraltes Bauernrezept: drei Esslöffel Vollkorngerste in 250 ml Milch aufkochen, durchseihen, dann mit einem Teelöffel Honig und zwei Teelöffeln Melissengeist nach dem klassischen Klosterfrau-Rezept verrühren. Vor dem Zubettgehen lauwarm trinken.

Mit Gewürzen gegen Schnupfen Wenn der Schnupfen gar nicht mehr weichen will, kann die Fenchel-Dill-Therapie Hilfe bringen. 20 g Fenchel und 80 g getrocknete Dillspitzen mischen, einen Esslöffel davon auf ein Backblech streuen und die Mischung kurz bei 250 °C erhitzen. Dann das Backblech herausnehmen und ein wenig von den Gewürzdämpfen einatmen.

Husten Fast jede Erkältung greift auch die Atemwege an. In den meisten Fällen ist Husten eine Reizung der Atemwege und Bronchien – durch Fremdkörper wie Staub, Schleim, Gase oder Kälte, die der Organismus entfernen möchte. Durch diese Fremdkörper entsteht in der Schleimhaut ein Reiz, der Signale zum Hirn weiterleitet. Das Gehirn befiehlt dann den Muskeln des Oberkörpers, des Rückens und des Bauches, die Atemwege wieder frei zu husten. Husten ist nicht gleich Husten. Es gibt den Reizhusten (meist Vorbote einer Erkältung), das Hüsteln oder Räuspern (meist nervlich oder seelisch bedingt), den tiefsitzenden Husten mit

Schleimauswurf und den krampfartigen Husten (meist Folge einer asthmatischen Erkrankung).

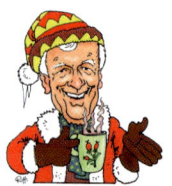 **Übrigens** Husten ist keine selbstständige Erkrankung, sondern immer Symptom oder Folge einer Erkrankung. Das bedeutet: Wenn auch ein harmloser Husten nach sieben Tagen nicht vorbei ist, muss man zum Arzt, ebenso wenn man beim Husten Schmerzen hat und wenn es in der Brust rasselt und pfeift. In allen anderen Fällen sollte man mit natürlichen Hausmitteln gegen den Husten ankämpfen:

- Kartoffelwasser und Milchbrötchen helfen gegen Reizhusten.
- Holundersaft (aus dem Reformhaus): einige Zeit jeden Tag 250 ml davon lauwarm oder kalt in kleinen Schlucken trinken. Der dunkle Farbstoff der Holunderbeeren löst den Hustenschleim und regeneriert die bereits angegriffenen Flimmerhärchen in den Bronchien.
- Möhrensirup: 250 ml Möhrensaft mit zwei Esslöffeln Honig und etwas Wasser unter ständigem Rühren zu einem dicken Sirup verkochen. Davon mehrmals am Tag drei bis vier Teelöffel einnehmen und langsam im Mund zergehen lassen.
- Kräutertees mit Thymian und Eibischwurzel. Für den Thymiantee wird ein Teelöffel Thymian mit einer Tasse kochendem Wasser übergossen, zehn Minuten ziehen lassen, durchseihen. Für den Eibischwurzeltee einen Esslöffel Eibischwurzeln in 250 ml kaltem Wasser vier Stunden ansetzen, durchseihen. Etwas erwärmen, mit wenig Honig süßen. Thymian empfiehlt sich auch als Badezusatz. Einfach zwei Liter Tee ins Badewasser gießen.
- Bei Hustensaft sind jene zu empfehlen, die mit Thymian und Spitzwegerich zubereitet sind.

- Kinderärzte empfehlen: einen Teelöffel Fenchelhonig langsam im Mund zergehen lassen.
- Besonders empfehlenswert im Kampf gegen den Husten ist das Heilkraut Spitzwegerich, das man schon im Mittelalter als »Hustenkraut« bezeichnete. Es ist in der ganzen Welt verbreitet, wächst am Wegesrand, neben Feldern, auf Wiesen, sogar in Mauerritzen. In der Naturheilkunde verwendet man das ganze Kraut. Seine Wirksamkeit ist auf das Zusammenspiel dreier Wirkstoffgruppen zurückzuführen: Schleimstoffe (lindern den Hustenreiz in den Bronchien, wirken infektionshemmend auf Schleimhäute und Rachenraum), Gerbstoffe (entziehen den Bakterien auf den Schleimhäuten die Nährstoffe, sodass diese zugrundegehen) und die Substanz Aucubin, ein natürliches Antibiotikum. Spitzwegerich wirkt bei Husten mit starker, zäher Verschleimung, bei hartnäckiger Bronchitis, aber auch bei Entzündungen im Mund- und Rachenbereich. Entzündungen in den Bronchien werden bekämpft, Schmerzen in der Brust werden gelindert.

  Spitzwegerich als Heilkräutertee: zwei Teelöffel getrocknete Spitzwegerichblätter (Apotheke, Reformhaus) mit einer Tasse kochendem Wasser übergießen, zugedeckt zehn Minuten ziehen lassen, durchseihen. Täglich drei bis vier Tassen lauwarm trinken, mit etwas Honig gesüßt.

  Spitzwegerich als Saft: 50 g Spitzwegerichblätter in einem Mörser zerstoßen, mit etwas Wasser zum Kochen bringen, etwas Honig dazugeben, eine Stunde stehen lassen, dann durchseihen. Jede Stunde einen Teelöffel davon langsam im Mund zergehen lassen.

  Spitzwegerichsirup ist sehr beliebt – vor allem bei Kindern: 50 g getrocknete Spitzwegerichblätter mit einem Liter kochendem Wasser übergießen, dreißig Minuten zugedeckt ziehen lassen, durchseihen, die Heilkräutermasse in einem Tuch fest ausdrücken.

Dann den Aufguss so lange erhitzen, bis nur noch die halbe Menge Flüssigkeit übrig ist. Nun 300 g Honig dazurühren, die Flüssigkeit in dunkle Flaschen umfüllen und davon nach jeder Mahlzeit drei bis vier Teelöffel einnehmen. Natürlich geht's auch schneller – einfach in der Apotheke einen fertigen, hoch dosierten Spitzwegerichsirup kaufen. Bei einer sogenannten Bronchoserntherapie mit diesem Fluidextrakt nehmen Erwachsene einige Zeit dreimal täglich einen Esslöffel, Kinder dreimal täglich einen Teelöffel – sehr wirksam gegen Katarrhe der oberen Luftwege. Achtung Diabetiker: bitte darauf achten, dass der Spitzwegerichsirup zuckerfrei ist.

- Natürlich kann man Hustensaft auch selbst machen: eine große Zwiebel schälen, fein hacken, 150 g Honig darübergießen. Mehrere Stunden stehen lassen. Von dem dabei entstehenden Saft jede Stunde einen Teelöffel einnehmen.

- Eine große Zwiebel schälen und in grobe Würfel schneiden. Die Würfel in heißes Wasser geben und das Ganze einmal kräftig auf- kochen lassen. Dann den Topf mit dem heißen Zwiebelwasser vom Herd ziehen, etwas abkühlen lassen und die aufsteigenden Dämpfe zehn Minuten einatmen.

- Sehr kurios, aber höchst wirksam: 250 ml Milch erhitzen, darin zwei weiße Brötchen kochen und diese mit der Milch zu einem dicken Brei anrühren. Diesen Brei trägt man auf Brust und Hals auf und lässt ihn zwanzig Minuten einwirken.

- Sehr bewährt hat sich der gute alte Ölfleck aus Großmutters Kochbuch: etwas Olivenöl erwärmen. Vorsicht: Es darf nicht heiß werden! Dann ein Leinentuch eintauchen, es etwas auswringen und auf die Brust legen. Darüber ein trockenes Leinentuch und ein Wolltuch legen und den Ölfleck über Nacht einwirken lassen.

- Bei leichtem Husten helfen auch Hustenbonbons. Sie fördern die Speichelproduktion. Und das wieder beruhigt die gereizte

Rachenschleimhaut. Besonders hilfreich sind Eukalyptus- und Eibischbonbons.

- Ein weiteres Naturrezept, um festsitzenden Schleim im Bereich der Atemwege zu lösen: vier getrocknete Feigen in kleine Stücke schneiden und diese mit einem gehäuften Teelöffel Thymiantee in eine Tasse geben, alles mit kochendem Wasser übergießen, acht Minuten ziehen lassen, anschließend durchseihen. Dreimal täglich eine Tasse schluckweise trinken.
- Hilfreich ist auch, Brust und Rücken mit dem flüssigen Hauptwirk-stoff Soledumcineol aus dem Eukalyptusblatt (Apotheke), mit Franzbranntweingel oder asiatischem Tigerbalm einzureiben. Ganz wichtig: danach sofort gut zugedeckt ins Bett – das fördert die Durchblutung im Bereich der Atemwege.
- Hilfe aus der Küche: reichlich Brokkoli, Paprika, Spinat, Sauerkraut, Orangen, Mandarinen und Grapefruits essen. Das enthaltene Beta-carotin und Vitamin C stärken die Atemwege.
- Auch die chinesische Akupressur weiß Abhilfe. Der dafür wichtige Energiepunkt heißt KG 22. Er liegt genau in der kleinen Vertiefung am oberen Rand des Brustbeines, zwischen den beiden Schlüs-selbeinenden. Hier mit dem Zeigefinger in kreisenden Bewegun-gen dreißig Sekunden drücken, kurze Pause, dann die Übung wiederholen.

Verschleppte Erkältung Wenn man den Husten oder eine Bron-chitis einfach nicht los wird, sollte man eine Drei-Wochen-Kur mit einem Heilkräutertee aus der Schlüsselblume machen: zwei Teelöffel getrocknete Blüten und Blätter der Schlüsselblume (Apotheke) mit einer Tasse kochendem Wasser übergießen, zehn bis fünfzehn Minuten ziehen lassen, anschließend durchseihen. Morgens und abends eine Tasse lauwarm trinken.

Heiserkeit Unliebsamer Begleiter von Erkältungen ist oft Heiserkeit. Wie unangenehm, wenn einen die Stimme im Stich lässt – schließlich braucht man sie ständig. Zum Glück gibt es auch dagegen einige wirksame Naturrezepte. Bitte beachten: Wenn die Heiserkeit auch bei Behandlung mit natürlichen Mitteln nach einigen Tagen nicht verschwunden ist, unbedingt zum Arzt gehen – es könnte sein, dass die Stimmbänder geschädigt sind. Und das gefährdet die Stimme für immer.

Einige Sofortmaßnahmen bei Heiserkeit:
- Auch wenn es schwerfällt: absolutes Redeverbot für zwei bis drei Tage, auch nicht flüstern. Das belastet die Stimmbänder sogar noch mehr.
- Sofort mit dem Rauchen aufhören.
- Nichts Kaltes und nichts Heißes trinken, nur lauwarme Flüssigkeiten.

Wenn man diese Erste-Hilfe-Maßnahmen beachtet hat, kann man zu den Naturrezepten übergehen.

- *Quarkwickel:* auf ein feuchtes Leinentuch ganz dick kalten Quark auftragen, das Tuch dann um den Hals legen, darum ein weiteres Tuch und abschließend ein Wolltuch wickeln. Über Nacht einwirken lassen.
- *Kartoffelwickel:* fünf heiße Pellkartoffeln zerdrücken, auf ein

Gut zu wissen Zwei alte Hausrezepte haben aus medizinischer Sicht ausgedient: das Trinken von heißer Honigmilch (verschleimt die Stimmhäute und behindert die Heilung) und das Gurgeln mit Kamillentee (trocknet die Mundschleimhäute aus).

Leinentuch auftragen, ins Tuch einschlagen und auf den Hals auflegen. Darüber ein zweites Tuch binden. So lange tragen, bis der Wickel kalt ist.

- *Malventee:* zwei gehäufte Teelöffel wilde Malvenblüten mit 250 ml kaltem Wasser übergießen und über Nacht stehen lassen. Tee durchseihen, leicht erwärmen und damit gurgeln oder ihn trinken. Achtung: Malvenblüten soll man nie mit kochendem Wasser übergießen, dabei werden wertvolle Schleimstoffe zerstört.
- Auch Gurgeln hilft, entweder mit australischem *Teebaumöl,* mit *Salbeitee* oder mit *Eibischwurzeltee.* Anwendung von Teebaumöl: zehn Tropfen in ein Glas lauwarmes Wasser, gut umrühren. Salbeitee: zwei Esslöffel Salbeiblätter mit einem halben Liter Wasser zum Kochen bringen, zehn Minuten ziehen lassen, durchseihen, lauwarm zum Gurgeln verwenden. Eibischwurzeltee: einen Esslöffel Eibischwurzel in 250 ml kaltes Wasser geben, eine Stunde ziehen lassen, durchseihen, erwärmen.
- Inhalieren mit *Salzwasser:* entweder eine Handvoll Kochsalz in zwei Liter sehr warmes Wasser geben und durch den Mund die aufsteigenden Dämpfe einatmen oder ein Inhalationsspray mit einer Heilsalzlösung (Apotheke) mehrmals am Tag in den Mund sprühen.
- Klingt sehr kurios, ist es aber nicht – dieses alte Bauernrezept: im Backofen drei *Bratäpfel* mit etwas Honig zubereiten und noch lauwarm ganz langsam essen. Das Geheimnis: Dabei werden Enzyme frei, die sich positiv auf die Stimmbänder auswirken.

Inhalieren – gut für die Atemwege

Die Vorteile des regelmäßigen Inhalierens liegen auf der Hand: Die Atemwege, die im Winter unter trockenen, überheizten Räumen leiden, werden befeuchtet, sodass die festsitzenden Sekrete in den Bronchien aufgeweicht und leichter abgehustet werden können. Die dem Wasserdampf beigefügten natürlichen Pflanzenwirkstoffe hemmen bereits vorhandene Entzündungen – sehr förderlich für den Heilungsprozess. Natürlich gibt es einige wichtige Punkte zu beachten, damit das Inhalieren auch wirklich den gewünschten Nutzen hat.

- Faustregel: zweimal am Tag inhalieren, niemals länger als zehn bis fünfzehn Minuten. Wichtig: unmittelbar danach nicht ins Freie gehen, besser eine Stunde warten. Die Gefahr einer Erkältung ist zu groß.
- Die ideale Temperatur für die Inhalation: höchstens 50 °C. Ansonsten kann man sich Schleimhäute, Stimmbänder und Luftröhre verbrühen.

Und so wird's gemacht:
- Man bringt einen halben Liter Wasser zum Kochen, nimmt den Topf dann von der Platte und gibt dreißig bis vierzig Tropfen Eukalyptustinktur hinein, etwas umrühren. Das Gesicht über die aufsteigenden Dämpfe halten, dabei tief ein- und ausatmen.
- Oder: je zwei Esslöffel Kamillenblüten und Thymian in zwei Liter kochendes Wasser geben. Einmal aufkochen, dann zehn Minuten

Spannungskopfschmerzen Wenn die verschleimten Atemwege schon auf den Kopf übergegangen sind, helfen ebenfalls ganz einfache Naturrezepte: entweder mit asiatischen Tigerbalm, mit dem man die Schläfen einreibt, oder mit 10-prozentigem Pfefferminzöl, mit dem man Stirn, Schläfen und Nacken massiert. Sehr hilfreich ist auch eine Kartoffel-Auflage: ein Pfund heißer Pellkartoffeln mit Schale zerdrücken und den Brei in ein Leinentuch wickeln. Dieses Kartoffeltuch drei- bis viermal am Tag auf die Stirn legen, dabei die Augen schließen.

ziehen lassen. Danach zehn Minuten lang die aufsteigenden Dämpfe – nicht zu heiß – einatmen.

- Noch praktischer: ein sogenannter Erkältungsbalsam-Inhalator (Apotheke). Man nimmt das Mundstück ab, gibt dreißig Tropfen Flüssigbalsam aus dem Eukalyptusblatt (Apotheke) ins Gefäß, gießt 250 ml heißes Wasser darauf, setzt das Mundstück wieder auf und inhaliert. Beim Einatmen hält man Mund und Nase an das Mundstück, beim Ausatmen führt man das Gesicht vom Gerät weg.

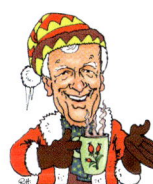 *Übrigens* Das gute alte Tuch über dem Kopf beim Inhalieren hat ausgedient. Ärzte warnen vor Hitzestau, der zu Kreislaufbeschwerden und weiteren Komplikationen, vor allem bei Kindern und älteren Leuten, führen kann. Ideal ist es – auch wenn es komisch aussehen mag –, während des Inhalierens einen Regenschirm knapp über den Kopf zu halten. So kommen die Dämpfe da an, wo sie sollen, und Sie haben dennoch genug frische Luft.

Mit Kräutertee gegen die Widrigkeiten des Winters

Leider weit verbreitet: Bei den ersten Anzeichen von Erkältungen oder Husten fahren viele gleich die schwersten Geschütze aus der Apotheke auf. Dabei geht es viel sanfter. Im Grunde genommen benötigen Sie gegen die wichtigsten winterlichen Beschwerden nicht mehr als fünf Kräutertees:

- *Salbeitee:* ist besonders wertvoll bei Entzündungen des Mund- und Rachenbereiches, aber auch bei Husten und Heiserkeit und zur Stärkung der natürlichen Abwehrkräfte der Atemwege. Gurgeln: vgl. S. 49. Zum Trinken gegen Bronchitis und andere Erkältungen: zwei bis drei gehäufte Esslöffel Salbeiblätter in einen Liter kaltes Wasser einrühren, zum Kochen bringen und drei Minuten kochen lassen, dann durchseihen, abkühlen lassen und ungesüßt über den Tag verteilt trinken.

- *Lindenblütentee:* Damit kann man sich so richtig schön ins Schwitzen bringen und so eine Erkältung vertreiben: zwei Teelöffel Lindenblüten (Apotheke, Drogerie) mit einem halben Liter kochendem Wasser überbrühen, zehn Minuten ziehen lassen, durchseihen. Zwei Esslöffel Honig und zwei Teelöffel Melissengeist (enthält den Stoff Alpha-Pinen, der die Immunkraft gegen Erkältungskrankheiten stärkt) einrühren. Schluckweise trinken. Dann ab ins Bett und ausruhen.

- *Malventee:* bei Magen- und Darmproblemen sowie bei eitrigen Mandeln: zwei Teelöffel Malvenblüten (Apotheke) mit einer Tasse kochendem Wasser aufgießen, zehn Minuten ziehen lassen, durchseihen, ungesüßt trinken. Gegen Magen- und Darmbeschwerden: eine Tasse trinken, dann je fünf Minuten auf den Rücken, auf die rechte Seite, auf den Bauch und auf die linke Seite legen. Gegen eitrige Mandeln und entzündetes Zahnfleisch mehrmals am Tag gurgeln.

- *Melissentee:* hilft bei starker Nervosität. Einen Teelöffel Melissenblätter (Apotheke) mit einer Tasse kochendem Wasser überbrühen, acht Minuten ziehen lassen, durchseihen, mit etwas Honig süßen und in kleinen Schlucken trinken.

- *Mariendisteltee:* zum Entgiften der Leber und zum Beruhigen des Magens nach zu üppigem Essen. Einen Teelöffel Mariendistelfrüchte (Apotheke) mit einer Tasse kochendem Wasser überbrühen, zehn Minuten ziehen lassen, ungesüßt oder mit wenig Honig trinken. Dreimal täglich eine Tasse.

Grundsätzlich gilt: Zum Süßen von Kräutertees (wenn erlaubt) ausschließlich Honig verwenden, da er heilende Substanzen enthält. Aber: erst in den Tee geben, wenn dieser unter 40 °C hat, sonst gehen die Vitalstoffe des Honigs zugrunde.

Gesunde Heilerde

Zu den üblichen Wehwehchen, die einen im Winter begleiten, kommen leider noch andere, weniger typische: Magen- und Gelenkbeschwerden. Auch hier muss man nicht gleich schwere Geschütze aus der Apotheke auffahren, sondern kann es erst einmal mit einem natürlicheren Mittel versuchen, der Heilerde. Heilerde ist ein naturreiner Löss, entstanden aus Gesteinen, die mit den Gletschern der Eiszeit aus Skandinavien nach Deutschland transportiert und dabei in der Natur zu feinem Pulver zerrieben wurden und unter Einfluss von Wasser verwittert sind. Heilerde ist reich an Mineralstoffen und Spurenelementen.

Die Naturmedizin kennt zwei Formen von Heilerde: die zur äußerlichen und die zur inneren Anwendung. Die Heilerde zur äußerlichen Anwendung kann man vielfach einsetzen: bei Gelenkbeschwerden, Verstauchungen, Blutergüssen, Verrenkungen, Zerrungen, Prellungen, rheumatischen Beschwerden, aber auch bei Akne, Pickeln und Ekzemen. Wer nun im Winter unter Gelenk- oder rheumatischen Beschwerden leidet oder sich vielleicht sogar bei einem Sturz auf glatter Straße eine Verstauchung oder Prellung zugezogen hat, der wendet die Heilerde wie folgt an:

- Trockenes Heilerdepulver nach Bedarf in eine Schüssel geben und Wasser dazugeben, daraus einen Brei anrühren. Den Brei dann auf ein Leinentuch geben und das Tuch auf die schmerzenden Stellen legen. Über Nacht einwirken lassen. Das Angenehme: Je nachdem, ob man besser Wärme oder Kälte verträgt, kann man die Heilerde mit warmem oder kaltem Wasser anrühren.

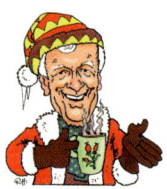

Für den inneren Gebrauch kann man Heilerde bei Magenbeschwerden, Sodbrennen, Aufstoßen, Blähungen, Völlegefühl, Mundgeruch, nach übermäßigem Genuss von Alkohol, Nikotin und fetten Speisen ebenso einsetzen wie bei Durchfall. Die Wirkung der Heilerde beruht zum einen auf den wertvollen Inhaltsstoffen, zum anderen auf ihrer Konsistenz: Fein wie sie ist, bildet sie in Magen und Darm eine riesige Oberfläche, sodass Krankheitserreger, Gifte, Umweltschadstoffe und schädliche Fettverbindungen aufgesaugt, gebunden und durch den Darm abtransportiert werden. Bei Magenproblemen wird die Heilerde so eingesetzt:

• Unmittelbar nach einer Mahlzeit einen gehäuften Teelöffel Heilerde für den inneren Gebrauch in ein Glas geben, mit 250 ml stillem Mineralwasser oder Leitungswasser aufgießen, gut umrühren und dann rasch trinken. Täglich ein- bis zweimal, je nach dem Grad der Beschwerden.

Mit Jojobaöl durch den Winter

Jojobaöl – ein wertvoller Helfer in der kalten Jahreszeit. Vorab: Der Name ist irreführend, denn es ist eigentlich kein Öl, sondern flüssiges Wachs, das in einem schonenden Verfahren aus der Jojobanuss, der Frucht des Jojobastrauchs, ausgepresst wird.
Jojobaöl ist nicht nur ein Kosmetikum, sondern findet darüber hinaus auch als Naturheilmittel sein Wirkungsfeld. Es wird nicht

ranzig, bleibt bis zu fünfundzwanzig Jahre wirksam und verträgt Temperaturen bis zu 300 °C. Ein Blick auf seine Inhaltsstoffe zeigt, warum es so wertvoll ist: Es enthält heilsame Fettsäuren, ungesättigte und gesättigte Alkohole, die Vitamine A und E, Aminosäuren, entzündungshemmende Wachssubstanzen und natürliche Konservierungsstoffe. Seine Einsatzgebiete sind:

- Bei **verstopfter Nase:** Es bringt die Schleimhäute zum Abschwellen und macht die Nase wieder frei. Einfach ein paar Tropfen unter die Nasenlöcher geben und das Öl aufziehen. Man kann das Öl auch mit zwei Tropfen Basilikumöl oder einem Tropfen Teebaumöl mischen.
- Bei **Bronchitis oder Husten** mischt man zu gleichen Teilen Jojobaöl, Pfefferminzöl, Kampferöl und Eukalyptusöl. Gut verrühren. Vor dem Zubettgehen Hals, Brust und Rücken damit einreiben. Über Nacht einwirken lassen.
- Bei **Halsschmerzen** mischt man 20 ml handwarmes Jojobaöl mit fünf Tropfen Melissenöl, tränkt damit ein Leinentuch, legt es an den Hals, wickelt ein trockenes Tuch darüber und lässt das Ganze über Nacht oder tagsüber mindestens vier Stunden einwirken.
- Bei **Ohrenschmerzen:** 10 ml Jojobaöl mit fünf Tropfen Lavendelöl mischen, einen Wattebausch damit tränken und diesen ins Ohr stecken. Etwa eine Stunde einwirken lassen.
- Bei **Kopfschmerzen:** 10 ml Jojobaöl mit ein paar Tropfen 10-prozentigem Pfefferminzöl mischen und damit fünfzehn Minuten Schläfen, Stirn bzw. die schmerzenden Stellen einreiben.
- Bei **Stress:** 20 ml Jojobaöl mit zwei bis drei Tropfen Rosenöl oder mit einem Tropfen Weihrauchöl mischen und damit Nacken und Bauchnabel einreiben – beruhigt ungemein.

Schutz gegen Allergien im Winter

Allergiker haben niemals Ruhe, selbst im Winter nicht – jedenfalls wenn sie nicht nur gegen Pollen, sondern auch gegen Hausstaub und Tierhaare allergisch sind. Betroffen sind in Mitteleuropa rund vier Millionen Menschen, zwei Millionen davon Frauen.

Bei einer *Hausstauballergie* sind Milben die Übeltäter, die im und vom Hausstaub leben – besser gesagt: Nicht sie selbst sind es, sondern ihre Exkremente, wenn diese mit dem Hausstaub in die Atemwege gelangen. Die Folge: Husten, Fieber, Asthmaanfälle, Migräne und Hautausschläge. Das große Problem an dieser Allergie ist, dass man ihr nicht ausweichen kann, denn Staub gibt es überall, auch in der saubersten Wohnung. Doch gibt es Mittel und Wege, sich in der kalten Jahreszeit in seinen eigenen vier Wänden davor ein wenig zu schützen:

- Die Wohnung trocken und möglichst staubfrei halten, gut lüften. Bitte beachten: bei schönem, sonnigem Wetter Fenster auf, bei nassem Wetter Fenster geschlossen lassen.
- Die ideale Heizung: Zentralheizung mit den Heizkörpern unter den Fenstern – bitte regelmäßig entstauben und feucht abwischen. Oder Fußbodenheizung. Ganz schlecht sind Ventilatorheizöfen, die den Staub aufwirbeln.
- Bei einer Hausstauballergie gilt: keine Luftbefeuchtungsgeräte benutzen. Die Raumluft soll trocken sein, sonst vermehren sich die Hausstaubmilben zu sehr.
- Keine schweren Gardinen oder Vorhänge, keine Polstergarnituren – das sind Staubfänger. Besser: Kunststoffjalousien vor den Fenstern.
- Auch besser keine Tapeten, sondern ein waschbarer Farbanstrich.

- Mit einem weitverbreiteten Irrtum kann an dieser Stelle ausgeräumt werden: Teppichböden und Teppiche sind nicht besonders gefährlich, im Gegenteil: Hier findet man die wenigsten Hausstaubmilben.
- Leider lieben Hausstaubmilben Betten. Keine Rosshaarmatratzen, keine Schafwoll- oder Kamelhaardecken nehmen, stattdessen Schaumstoffmatratzen (bitte nach zwei Jahren ersetzen) und Kopfkissen aus Schaumgummi. Die Bettwäsche sollte aus Leinen sein, jede Woche wechseln und auskochen. Matratzen und Bettbezüge müssen täglich gelüftet werden. Die ideale Schlafzimmertemperatur: 15 bis 18 °C. Am besten die Heizung abstellen, bloß die Wärme aus den Zimmern nebenan nutzen.
- Für Kinder, die auf die Hausstaubmilbe allergisch sind, gilt: Sie sollten in der Schule nicht unmittelbar neben der Zentralheizung sitzen, weil sie dort zu viel Staub abbekommen. Zu Hause nicht auf dem Teppich spielen. Beim Putzen sollten sie nicht anwesend sein. Spielsachen nicht aus Stoff, sondern aus Holz oder Kunststoff mit glatten Oberflächen. Falls es doch ein Lieblingsstofftier gibt, muss es regelmäßig gewaschen und in der Tiefkühltruhe in einem Plastiksack aufbewahrt werden.

Besonders heimtückisch ist die *Tierhaarallergie,* denn betroffen sind häufig auch jene Menschen, die niemals ein Tier bei sich zu Hause besessen haben. Die Erklärung: Tierbesitzer tragen kleinste Spuren der Tierhaare mit ihrer Kleidung überallhin. So hat man hohe Mengen von Tierhaarallergenen in öffentlichen Verkehrsmitteln, in Schulen und Kindergärten gefunden.
Für den Tierhaarallergiker gilt: kein eigenes Haustier, kein Kontakt zu Tieren, beim Besuch im Zoo auf Abstand zu den Gehegen bleiben.

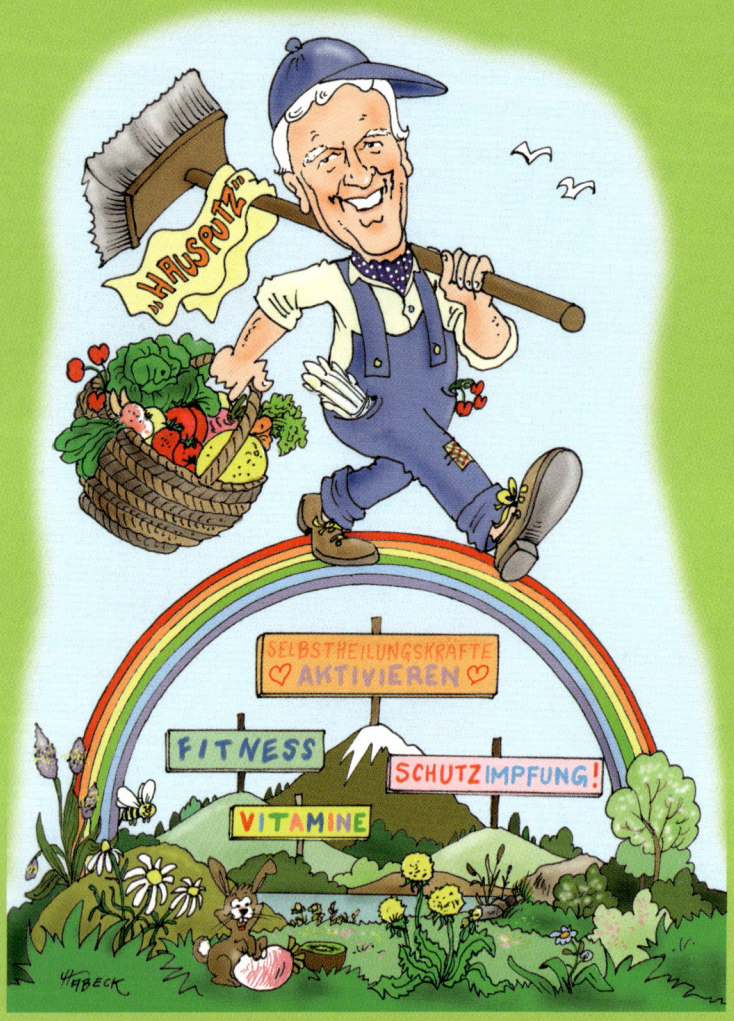

Frühling

Ein Ehepaar – beide gerade 60 Jahre alt geworden und seit 35 Jahren verheiratet – will den Frühling genießen und wandert Hand in Hand hinaus in die Natur. Da tritt plötzlich hinter einem Baum eine Fee hervor, stellt sich den beiden in den Weg und meint: »Jeder von Euch hat einen Wunsch frei!« Die Frau überlegt kurz und schwärmt dann: »Ich möchte eine Weltreise mit meinem Mann machen!« Schwupp. Sekunden später hat sie 2 Tickets für eine Schiff-Kreuzfahrt in Händen. Der Mann denkt nach und sagt dann: »Ich möchte eine Frau, die 30 Jahre jünger ist als ich!« Die Fee schnippt mit den Fingern der rechten Hand. Schwupp. Und der Mann ist 90 Jahre alt.

Egal, ob Sie draußen in der Natur einer Fee begegnen möchten oder nicht. Der Frühling lädt uns alle ein, mehr Bewegung unter freiem Himmel zu machen. Sie sollen aber im folgenden Kapitel nicht nur Anregung zum Sport im Frühling bekommen. Ich möchte Ihnen auch verraten, wie Sie den Körper von Giften und Stoffwechselmüll befreien, die sich über den Winter im Organismus angesammelt haben. Sie sollen auch erfahren, wie man mit Naturrezepten die leidige Frühjahrsmüdigkeit besiegen kann und wie man sich vor der gefürchteten Pollenallergie schützt. Und dann möchte ich Sie erinnern, dass man sich jetzt noch sehr leicht eine lästige Erkältung einhandeln kann. Also gehen Sie umsichtig und vorsichtig in den Frühling. Nur dann können Sie diese wunderbare Jahreszeit auch wirklich genießen.

Frühling

Endlich: der Frühling! Wie haben wir ihn herbeigesehnt, in den nasskalten, endlos scheinenden Tagen des Winters. Und nun ist er da – und mit ihm erwachen unsere Lebensgeister wieder. Die ersten Sonnenstrahlen locken alle ins Freie, man freut sich, ist gut gelaunt. Die ideale Zeit für den großen »Hausputz« – nein, nicht was Sie denken: Unser Körper ist es, den wir mal so richtig auf Vordermann bringen wollen. Jetzt heißt es: Weg mit den Altlasten des Winters – Stoffwechselschlacken und Umweltgiften –, die sich im Körper angesammelt haben.

Hausputz im Körper mit Kombucha

Perfektes Putzmittel für ein solches »Großreinemachen« in unserem Organismus ist Kombucha, ein uraltes, geheimnisvolles Getränk aus Schwarztee und Zucker, vergoren durch eine Flechte mit dem Namen Kombucha. Das Wissen um die Heilkraft dieses Getränks ist uralt; man verwendete das Getränk schon vor rund 2000 Jahren in China. Erst 1913 gelangte es über Russland ins übrige Europa, geriet dann in Vergessenheit und wurde im Zweiten Weltkrieg von dem deutschen Arzt Dr. Rudolf Sklenar wiederentdeckt. Er hatte Kombucha während des Krieges bei russischen Bauern kennengelernt und setzte es später in Deutschland ein, vorwiegend bei Stoffwechselkrankheiten, Rheuma, Gicht, Magen-Darm-Leiden, Bluthochdruck, erhöhten Cholesterinwerten und Diabetes.

Das Getränk entsteht aus dem Vergären von gezuckertem Tee und der Kombuchaflechte – einer quallenartigen, gallerten Lebensgemeinschaft von Essigsäurebakterien und Hefepilzen. Innerhalb weniger Tage wird aus dieser sich eher unappetitlich anhörenden Verbindung ein moussierendes, erfrischendes Getränk. Kleiner Blick in die Chemie gefällig? Zuerst wandelt die Hefe einen Teil des gelösten Zuckers in Alkohol und Kohlendioxyd um, der andere Teil des Zuckers wird in Zellulose verwandelt. Die Folge: Der Teepilz wächst, die Bakterien vergären den Alkohol zu Essigsäure.

Man kann Kombucha zu Hause selbst ansetzen (bitte strengste Hygiene walten lassen!) oder fertig in Apotheken, Reformhäusern und Drogerien kaufen.

Die Wirksamkeit von Kombucha bei der Entschlackung und der positiven Beeinflussung der Verdauung ist durch Studien belegt, ebenso was die Verbesserung der sportlichen Leistungsfähigkeit und des allgemeinen Wohlbefindens angeht.

Faustregel zum Frühjahrsputz mit Kombucha: vier Wochen lang jeden Tag dreimal 250 ml in kleinen Schlucken trinken. Ganz wichtig: in dieser Zeit den Organismus möglichst nicht mit Fleisch, tierischen Fetten und Zucker belasten, sondern lieber auf Obst, Gemüse und Fisch ausweichen.

Der Klassiker: die Apfelessigkur

Ein Klassiker der Naturmedizin ist der Apfelessig, mit dem man viele Alltagsbeschwerden und Befindlichkeitsstörungen wie Kreislaufschwäche, eine träge Verdauung und Heiserkeit, erfolgreich bekämpfen kann. Sein Geheimnis liegt in dem besonderen Zusammenspiel von Vitaminen, Mineralstoffen, Spurenelementen und

Essigsäure – perfekt also, um den Körper nach dem Winter wieder so richtig auf Trab zu bringen. Hier ein paar **Rezeptbeispiele,** die jeder ganz einfach anwenden kann:

• Macht morgens munter: auf nüchternen Magen 250 ml Wasser mit zwei Teelöffeln Apfelessig und zwei Teelöffeln Honig trinken.
• Sagt erhöhten Cholesterinwerten den Kampf an: einige Zeit jeden Morgen ein Glas Wasser mit zwei Teelöffeln Apfelessig, diesmal ohne Honig, trinken.
• Bei Heiserkeit oder Halsschmerzen: vier Teelöffel Apfelessig in ein Glas lauwarmes Wasser einrühren und damit jede Stunde gurgeln.
• Bei Schluckauf: zehn Tropfen Apfelessig auf ein Stück Würfelzucker geben und dieses langsam im Mund zergehen lassen.

Aber der Apfelessig kann noch viel mehr – er ist die perfekte Hilfe zum Abnehmen. Wie, das verrät Ihnen unser Special: Abnehmen im Frühling (vgl. S. 88).

April April

Manchmal heißt es einfach: zu früh gefreut. Dem Kalender nach ist zwar Frühling, aber daran hält sich das Wetter so gar nicht. Es kann manchmal noch richtig kalt sein. Zum Glück ist es gar nicht so schwer, sich schnell aufzuwärmen. Laufen Sie dreißig Sekunden locker auf der Stelle. Dann spreizen Sie die Beine hüftbreit, beugen leicht die Knie und strecken die Arme nach oben. Nun stellen Sie sich auf die Zehenspitzen und ziehen dabei die Fersen Richtung Po. Halten Sie diese Stellung einige Sekunden und setzen Sie die Fersen wieder auf den Boden. Wiederholen Sie die Übung mindestens drei Minuten lang. Das bringt den Blutkreislauf in Schwung und wärmt von innen.

Wen bei diesem Wetter rheumatische Beschwerden plagen, helfen Massagen mit Wacholdertinktur: 95 ml Olivenöl werden mit 5 ml Wacholderöl vermischt und in einem Fläschchen dunkel gelagert, die schmerzenden Gelenke damit täglich einreiben. Das fördert die Durchblutung und aktiviert die Selbstheilungskräfte.

Auch das wechselhafte Aprilwetter bekommt nicht allen gut. Vielen Menschen schlägt es auf Herz und Kreislauf. Dagegen gibt es ein einfaches Hausmittel aus der Natur. Trinken Sie jeden Tag ein Glas Grapefruitsaft, die Grapefruit enthält zahllose Schutzstoffe fürs Herz. Man kann damit sogar das Herzinfarktrisiko senken. Die meisten Wirkstoffe enthält die Grapefruit mit rosa Fruchtfleisch.

Und wer wegen der Wetterkapriolen unter Migräneanfällen leidet, kann diese mit ätherischen Ölen in den Griff bekommen: mit Pfefferminzöl, Lavendelöl oder Eukalyptusöl. Geben Sie ein paar Tropfen eines dieser Öle auf Zeigefinger und Mittelfinger und massieren Sie damit intensiv Stirn, Schläfe und Nacken, mehrmals am Tag. Das ist vor allem Kindern zu empfehlen, damit sie nicht erst daran gewöhnt werden, bei jeder Gelegenheit eine Schmerztablette zu schlucken.

Vital durch den Frühling

Wenn im Frühling die Natur wieder zum Leben erwacht, werden auch unsere Lebensgeister wieder geweckt – und da wollen wir natürlich körperlich und geistig auch voll auf der Höhe sein und unsere winterliche Trägheit überwinden. Das geht ganz einfach mit dem Vitaltraining:

- Um den Körper sozusagen von altem Unrat zu befreien, wird zu Beginn ein Entschlackungs-Wochenende eingelegt. Erlaubt sind an diesen beiden Tagen lediglich drei Liter Mineralwasser und zwei Kilo Pellkartoffeln, über den Tag verteilt. Das entwässert, transportiert Feiertagsschlacken ab und belohnt mit ca. zwei Pfund Gewichtsverlust.
- Um sich nicht sofort den nächsten Ballast aufzuladen, gibt es in den beiden folgenden Wochen mittags nur einen großen Salat, eventuell eine Schnitte Vollkornbrot dazu.
- Allgemein empfiehlt sich der Umstieg auf Vollkornernährung: morgens Müsli oder Vollkornbrot, tagsüber verschiedene andere Vollkornprodukte. Das Erfolgsgeheimnis: Vollkornernährung liefert dem Organismus alle lebenswichtigen Stoffe, sie macht fit und gesund. Und ganz nebenher im Laufe der Zeit auch noch schlank, ohne dass man sich groß anstrengen muss.
- Auf Zucker verzichten, wenig Alkohol – das spart Kalorien!
- Nicht rauchen – wenn nötig mit einem Anti-Raucher-Pflaster oder einem Anti-Raucher-Kaugummi (Apotheke).
- Abends so wenig Fernsehen wie möglich – lieber früh ins Bett gehen. Dann ist man am nächsten Morgen garantiert fit – und hat außerdem Zeit für ein gutes Frühstück. Hebt gleich die Laune.
- Safttage einbauen, mit Gemüsesäften aus biologischem Anbau (Reformhaus). An diesen Safttagen so wenig wie möglich essen und eine ganz bestimmte Reihenfolge von Gemüsesäften einhalten. Morgens: eine kleine Portion Müsli mit 125 ml Möhrensaft. Vormittags: 125 Tomatensaft. Mittags: 250 ml Rote-Bete-Saft und etwas Salat. Nachmittags: 125 ml Möhren- oder Tomatensaft. Abends: 250 ml Sauerkrautsaft mit Knäckebrot.
- Unerlässlich für Fitness, Vitalität und Gesundheit: Bewegung, Bewegung, Bewegung! Dabei werden keine sportlichen

Spitzenleistungen verlangt, wichtig ist nur Regelmäßigkeit.
Faustregel: täglich dreißig Minuten. Herz, Kreislauf, Blutdruck und
Cholesterinwerte werden es Ihnen danken. Die Ausrede »keine Zeit
unter der Woche« zieht nicht: Es tut auch ein Spaziergang in der
Mittagspause.

- Wichtig ist auch die richtige Atmung: Beim Ausatmen Bauch einziehen, damit alle schlechte, verbrauchte Luft aus den Bronchien
gepresst wird. Beim Einatmen Bauch heraus, damit im Brustraum
viel Platz für die gute, neue Luft ist.
- Und wieder hilft ein chinesischer Akupressurgriff: die Finger beider
Hände ineinander verzahnen und die Handballen aneinanderrei-
ben, so lange, bis die Handballen heiß werden. Das aktiviert über
ganz bestimmte Nervenlinien Leber und Gemüt und verhilft rasch
zu neuem Schwung.

Depressionen nein danke Der Winter hat sehr lange gedauert. Viele
von uns leiden immer wieder unter depressiven Verstimmungen.
Bitte keine Medikamente einnehmen! Eine amerikanische Studie
hat ergeben: Wer jeden Tag mindestens dreißig Minuten Sport
treibt, kann depressive Stimmungen schneller besiegen, als dies
mit Tabletten möglich ist. Ideal: Laufen, Power Walking, Hometrai-
ner, Gymnastik.

Keine Chance für die Frühjahrsmüdigkeit

Die Kehrseite des Frühlings: die Frühjahrsmüdigkeit. Wen sie erfasst,
den macht sie völlig fertig, man ist müde und schlapp, hat Konzen-
trationsprobleme, die Leistungsfähigkeit lässt nach. Am liebsten
würde man sich einfach den ganzen Tag ins Bett verkriechen.

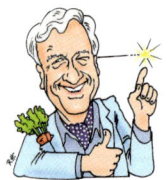 **Übrigens** Über die Gründe für das Entstehen der Frühjahrsmüdigkeit hat die Wissenschaft verschiedene Meinungen. Sie reichen von einem Vitamindefizit – vor allem an Vitamin C und E – nach den langen Wintermonaten, über das fehlende Sonnenlicht bis zur für den Organismus anstrengenden, nun wieder vermehrten Hormonproduktion, wenn sich der Körper durch Licht und Sonne auf Sommer umstellt. Verhaltensforscher glauben gar, dass unser Urinstinkt im Grunde immer noch auf Winterschlaf eingestellt ist – den wir unserem Körper aber nicht gönnen.

Man muss die Frühjahrsmüdigkeit nicht als schicksalsgegeben hinnehmen, sondern sollte rasch etwas dagegen tun:

- Reichlich Vitamin C zu sich nehmen, das macht munter. Regelmäßig Zitrusfrüchte, Sauerkraut, Paprikaschoten, Kiwis essen, Hagebuttentee und Sanddornsaft trinken. Außerdem täglich eine Vitamin-C-Brausetablette ohne Zucker in 125 ml Mineralwasser auflösen und trinken.
- Ebenfalls auf Vitamin-E-reiche Ernährung achten: Weizenkleie, Weizenkeime, Weizenkeimöl, Milch und Milchprodukte, Nüsse, Vollkorn, Eier. Auch Vitamin-E-Präparate wie Optovit unterstützen: einige Zeit täglich eine Kapsel mit 200 mg Vitamin E (Apotheke) mit etwas Flüssigkeit einnehmen.
- Auch Eisenmangel ist ein Übeltäter. Daher: Sojaprodukte, Sonnenblumenkerne, Rote Bete und Hühnerfleisch essen oder Eisen-Vitamin-Tonikum bzw. Eisen-Vitamin-Dragees (Apotheke) einnehmen. Die Kombination mit den Vitaminen bewirkt eine leichtere Aufnahme und Verwertung des natürlichen Eisens vom Organismus.
- Wichtig: ausreichend Schlaf, vor allem die Stunden vor Mitternacht sind wichtig.

- Ausreichend Bewegung, Spaziergänge, Gymnastik, Radfahren.
- Kräuterteekur: eine Woche lang dreimal täglich eine Tasse Brennnesseltee, dann eine Woche lang dreimal täglich Löwenzahnwurzeltee trinken.
- Und hier mein Spezialcocktail gegen Frühjahrsmüdigkeit: sechs Esslöffel Fenchelsaft, sechs Esslöffel Sanddornsaft, einen Esslöffel Zitronensaft und 250 ml frisch gepressten Orangensaft verrühren.

Müde Beine Viele von uns – vor allem Frauen und Mädchen – spüren die Frühjahrsmüdigkeit besonders in den Beinen, die schwer und angeschwollen sind. Eine sinnvolle Maßnahme dagegen: Ziehen Sie Schuhe und Strümpfe aus. Massieren Sie die Füße, die Waden und die Knie intensiv mit Mandelöl. Laufen Sie danach einige Zeit in Wollsocken umher.

Immer schön langsam durch den Frühling

Die wiedererwachende Natur weckt auch in uns neue Energien – jedenfalls wenn wir die Frühjahrsmüdigkeit erfolgreich überwunden haben. Die Hormone machen's möglich: Wir sind voller Tatendrang und Unternehmungslust.
So schön das ist – das Motto lautet: nicht übertreiben. Nach dem bewegungsarmen Winter hat unser Organismus noch auf Schonbetrieb geschaltet, blinder Aktionismus schadet der Gesundheit. Maß und Ziel sind die Zauberworte; dann kann man den Frühling wirklich genießen.

- Nicht übertreiben beim Frühjahrsputz. Es ist ja schön und gut, wenn man auch die Wohnung auf Vordermann bringt, aber bis an den Rand der Erschöpfung sollte man dabei nicht gehen. Das führt nur zu schlechter Laune, Rückenschmerzen und einer geschwächten Immunkraft.

- Dasselbe gilt für die Gartenarbeit. Auch wenn Garten, Balkon oder Terrasse noch so klein sind – es ist unmöglich, alles in einem einzigen Tag frühlingsfit zu machen. Zumal Gartenarbeit ja auch körperlich anstrengend ist. Einige Anregungen: nicht zu schwer tragen und beim Heben in die Knie gehen – der Rücken wird es danken! Nicht zu hoch auf die Leiter steigen, vor allem, wenn man alleine ist. Und: immer schön langsam machen! Das ist wesentlich gesünder.

- Auch wenn Freizeitsport noch so gesund ist: nicht übertreiben, denn sonst schlägt's ins Gegenteil um. Sport wirkt sich nur dann positiv auf Stoffwechsel und das vegetative Nervensystem aus, wenn man sich nicht überfordert. Schließlich will man ja nicht bei Olympia teilnehmen. Typische Anzeichen für ein Zuviel beim Sport: Erschöpfung statt Vitalität, Muskelschmerzen oder gar Muskelkater – ein Zeichen für zu viel Laktat im Muskel nach unvernünftiger sportlicher Betätigung. Das wiederum bedeutet verstärkte Verletzungs- und Unfallgefahr.

- Auch beim Abnehmen nicht übertreiben. Extreme, einseitige oder Nulldiäten führen nie zum gewünschten Erfolg, belasten höchstens Herz und Kreislauf. Nur eine ausgewogene Diät mit einer Vollwerternährung, reichlich Obst und Gemüse und viel Flüssigkeit bringt's auf die Dauer.

- Das Gleiche gilt für Entschlackungskuren, bei der ausschließlich Kräutertees getrunken werden, etwa Löwenzahnwurzeltee, Brennnesseltee, Mariendisteltee. Faustregel hier: Ein Kräutertee sollte niemals länger als drei Wochen getrunken werden, denn danach gewöhnt sich der Organismus daran und die Wirkung bleibt aus.

- Nicht am Schlaf sparen: Auch wenn die Tage länger werden, ist es wichtig, dass wir ausreichend schlafen. Wir brauchen acht Stunden Nachtruhe, damit unser Immunsystem stark bleibt. Wer früh aufstehen muss, sollte rechtzeitig zu Bett gehen.
- Vorsicht bei zu knapper Kleidung – oft ist es doch noch zu kalt dafür. Die Folge: Blasenkatarrh und unangenehme Erkältungen. Besonders gefährdet sind junge Mädchen in bauchfreien Tops: Erkrankungen der Eierstöcke und der Nieren können die schmerzhafte und gefährliche Folge sein.
- Die erste Sonne mit Vorsicht genießen. Das ersehnte erste Sonnenbad nach dem Frühling endet oft in einem schmerzenden Sonnenbrand und schwächt überdies die Immunkraft. Der Körper ist nach den langen, lichtlosen Wintermonaten einfach entwöhnt. Monatelang haben wir uns auf die Sonne gefreut. Unbedingtes Muss: Sonnenschutzpräparate mit hohem Lichtschutzfaktor.
- Ganz bitter: Die ersten Frühlingswochenenden weisen oft verheerende Zahlen bei Unfalltoten und Verletzten auf den Straßen auf. Übermut und gute Laune verführen zum Rasen. Daher: lieber runter vom Gas.

Und jetzt: Genießen Sie den Frühling in vollen Zügen – aber bitte mit Maß und Ziel!

Vorsicht Mini! Auch wenn es noch so nett aussieht: Wenn es draußen noch recht kühl ist, sollten Mädchen und junge Frauen auf das Tragen von Miniröcken verzichten, nicht nur wegen der Gefahr von Erkältungen und Nierenentzündungen. Jüngste Untersuchungen haben ergeben: Auch Miniröcke können Cellulite verursachen. Die unbedeckte Haut an den Oberschenkeln friert und schützt sich mit Fettablagerungen im Gewebe.

Frühlingsfrische für die Haut

Kein Zweifel – auch unsere Haut hat unter der Winterkälte gelitten. Sie sieht müde, grau und alt aus – welch Gegensatz zu der frischen Natur um uns herum. Die Gesichtsfältchen scheinen tiefer geworden zu sein. Es gibt viele Ursachen: die Kälte mit Eis, Schnee, Nässe, Wind, der Wechsel zwischen kalt draußen und warm drinnen, aber auch die viel zu trockene Luft in überheizten Räumen, die erhöhte Umweltbelastung durch die winterliche Heizperiode – all das hat seinen Tribut gefordert. Kein Wunder, dass die Haut deutlich zeigt, dass es ihr im Winter schlecht ergangen ist. Abhilfe schafft da eine regelrechte Frühlingskur für die Haut, um die »frischen« Fältchen und Falten möglichst rasch zu bekämpfen. Und das ist heutzutage wichtiger als früher, denn die Haut kann sich in den heutigen Sommern mit den gestiegenen Gefahren durch das immer größer werdende Ozonloch auch nicht mehr erholen. Aus den USA kommen erschreckende Erkenntnisse: Dermatologen haben ausgerechnet, dass unsere Haut durch die zunehmende Umweltbelastung täglich bis zu zwanzigtausendmal von aggressiven Substanzen – den sogenannten »freien Radikalen« – angegriffen wird. Umso wichtiger ist da ein intaktes Abwehrsystem der Haut.

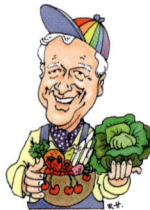 **Übrigens** Studien haben ergeben, dass die Abwehrkräfte der Haut gegen frühzeitiges Altern, Trockenheit, Stoffwechselstörungen und Faltenbildung am wirkungsvollsten durch natürliche Maßnahmen, nicht durch Chemie, gestärkt werden.

• Nach den Wintertagen gut für die Haut: einen Teelöffel frisch gepressten Zitronensaft mit einem Eiweiß mischen, aufschlagen, auf das Gesicht auftragen und nach zehn Minuten lauwarm abwaschen. Danach die Haut mit Ziegenbuttercreme pflegen. Am besten einmal pro Woche.

- Gegen Regentage sollten Sie Ihre Gesichtshaut jetzt besonders schützen. Hier das Rezept: Mischen Sie sechs Teelöffel Mandelöl, zwei Teelöffel Weizenkeimöl, einen Teelöffel Kamillenöl, drei Tropfen Sandelholzöl, zwei Tropfen Rosmarinöl und zwei Tropfen Anisöl. Massieren Sie die Mischung dreißig Minuten, bevor Sie aus der Wohnung gehen, in die Haut.

- Gesichtsreinigung nicht mit einer herkömmlichen Seife, sondern mit einer Cremeseife aus der Apotheke (alkalifrei mit einem pH-Wert von 5,5).

- Zweimal pro Woche zehn Minuten eine Gesichtsreinigung über einem Dampfbad aus Kamillentee machen.

- Auch hier wieder: reichlich trinken, zwei bis drei Liter Mineralwasser oder Kräutertee täglich. So trocknet die Haut auch nicht von innen her aus, sie bleibt elastisch bis in ihre tiefsten Schichten.

- Wohltuend ist eine tägliche sanfte Gesichtsmassage mit den bloßen Händen.

- Ebenfalls empfehlenswert: zweimal am Tag eine Bürstenmassage unter der warmen Dusche – ist gut für die Durchblutung des Hautgewebes.

- Unerlässlich für den Selbstschutz der Haut: eine gesunde, natürliche Ernährung mit Vollkornprodukten, frischem Obst, rohem Gemüse, möglichst wenig tierische Fette und Fleisch.

- Ein Geheimtipp gerade für Frauen: im Frühling ein- bis zweimal pro Woche Hirsegerichte essen: Hirseflocken in der Suppe, Hirsebrei, Hirseauflauf, Hirsefrikadellen. Hirse enthält reichlich das Spurenelement Silicium, auch Kieselsäure genannt, wichtig für den natürlichen Säureschutzmantel der Haut.

- Anti-Falten-Kur: Verrühren Sie zwei Esslöffel Weizenvollkornmehl, einen Teelöffel Weizenkeimöl, einen Teelöffel Honig mit einer halben Tasse Milch zu einem dickflüssigen Brei. Massieren Sie den Brei gründlich in die Gesichtshaut ein und lassen Sie ihn fünfzehn Minuten einwirken. Anschließend gründlich abwaschen.
- Quarkmaske gegen Tränensäcke: zwei Esslöffel Quark mit einem Esslöffel Joghurt, einem Esslöffel Honig und einem Teelöffel Zitronensaft verrühren. Mit dieser Masse bestreicht man die Partien um die Augen sowie Stirn und Wangen. Zwanzig Minuten einwirken lassen, danach mit lauwarmem Kamillentee abwaschen.
- Brüchige Fingernägel nach dem langen Winter müssen nicht sein. Sehr sinnvoll ist es, wenn Sie jeden Morgen und jeden Abend die Fingernägel mit leicht erwärmtem Olivenöl einreiben. Zusätzlich essen Sie einige Zeit zweimal die Woche gedämpfte Hirse mit gedünsteten grünen Erbsen.

Hautstraffer Wenn es auf den Sommer zugeht, wollen viele Frauen und Mädchen etwas welk gewordene Haut an den Oberschenkeln und am Po straffen. Dafür gibt es eine Übung: Legen Sie sich in Bauchlage auf den Boden. Betten Sie den Kopf auf die Hände und winkeln Sie das linke Bein ab. Jetzt heben und senken Sie den linken Oberschenkel, wobei das Knie nicht den Boden berühren darf. Machen Sie die Übung zehnmal. Dann kommt das rechte Bein dran.

Eine optimale Gesundheitspflege für die Oberschenkel, damit sie straffe, dellenfreie Haut bekommen: Füllen Sie einen Waschhandschuh mit Eiswürfeln und reiben Sie sanft die Haut ab. Danach vermischen Sie drei Tropfen Lavendelöl mit zwei Esslöffeln Mandelöl und massieren damit ganz zart die Oberschenkel von unten nach oben.

- Schönheitskur für die Füße: Pünktlich zur Sandalenzeit will man auch seine Füße auf Vordermann bringen – hässliche harte Hautstellen haben da nichts zu suchen. Abhilfe schafft folgendes Rezept: eine halbe Tasse Honig in zwei Tassen warmer Milch auflösen, die Mischung in eine flache Schüssel gießen und die Füße ca. zehn Minuten darin baden. Danach abtrocknen und mit Hirschtalgsalbe eincremen. Jeden zweiten Tag wiederholen.
- Bei den Hautpflegemitteln sollte man vor allem auf Produkte mit Aloe vera, Jojobanuss, Borretsch, Nachtkerzenöl sowie Kamille (Bisabolol) zurückgreifen, die unbedingt aber auch die Schutzvitamine A und E enthalten sollten. Vor allem als Wirkstoffkombination fördern diese Natursubstanzen die Zellerneuerung, die Regulierung des Feuchtigkeitshaushaltes, den Schutz vor UV-Strahlen und die Neubildung von Collagen.
- Frühlingskur für die Haare: Umweltschadstoffe, Kälte und Feuchtigkeit haben im abgelaufenen Winter unseren Haaren schwer zu schaffen gemacht. Sie brauchen auch einen Frühlings-Service: Mischen Sie einen Teelöffel Honig, zwei Eigelb, ein Eiweiß, ein paar Tropfen Olivenöl und den Saft von einer Zitrone. Massieren Sie diese Mischung ins Haar und lassen Sie sie fünf Minuten einwirken. Anschließend mit lauwarmem Wasser ausspülen.

Die Osterfeiertage gesund genießen

Dieses Fest ist für viele beinahe genauso schön wie Weihnachten, gut, es fehlt vielleicht die Kerzengemütlichkeit, aber dafür lockt die Vorfreude auf Frühling und Sommer. Und natürlich die Osterbräuche, das Eierfärben und -suchen. Jetzt kommt das große Aber: Ostern ist ohne Süßigkeiten und Ostereier undenkbar und beides ist nicht unbedingt gesund, jedenfalls nicht in den Mengen, in denen es Ostern genossen wird. Das schlechte Gewissen ist da vorprogrammiert – dabei völlig zu unrecht, wenn man einige Tipps beherzigt:

- Bitte, tun Sie dem Osterei nicht unrecht, es ist nicht ausschließlich ungesund, sondern hat auch seine guten Seiten: Es liefert dem Organismus die Vitamine A, C, D, E und K, die Vitamine der Gruppe B, die Mineralstoffe Natrium, Kalium, Kalzium, Magnesium, die Spurenelemente Chlor, Phosphor, Schwefel, Eisen, Mangan, Zink, Kupfer, Jod und Fluor. Außerdem enthält es reichlich Lecithin, die wichtigste Nahrung für unser Gehirn.
- Genauso ist das enthaltene Cholesterin nicht per se schlecht, denn es baut das Nervengewebe auf und ist für die Bildung der Sexualhormone wichtig.
- Das Geheimnis liegt wie so oft im richtigen Maß: Wer sonst höchstens ein bis zwei Eier pro Woche isst und gesund ist, kann zu Ostern ruhig einmal sündigen. Nur wer Probleme mit dem Cholesterinspiegel hat, sollte vorsichtig sein.
- Natürlich – Süßigkeiten sind nicht gesund. Aber man kann auf gesündere Osterleckereien aus Isomaltzucker zurückgreifen, die mit einem neuen Verfahren aus der Zuckerrübe hergestellt werden. Dieser Zucker verursacht keine Karies, hat nur halb so viele Kalorien wie der normale Zucker und ist sogar für Diabetiker geeignet.

Der Darmflora was Gutes tun

Die Sünden des Winters – zu reichliches Essen, zu viel Alkohol, zu wenig Bewegung – rächen sich jetzt bitter an unseren

Verdauungsorganen. Verstopfung oder Durchfall oder auch eine mangelnde Nahrungsverwertung sind die Folgen. Ursache kann eine gestörte Darmflora sein. Und die kann eine Reihe von Krankheiten verursachen. Leider ist das eine Art Teufelskreis – man kann diese Krankheiten erst dann dauerhaft beheben, wenn der Darm wieder gesund ist. Eine Darmsanierung, auch Symbioselenkung, muss her. Symbiose bedeutet Zusammenleben, und zwar das Zusammenleben unseres Körpers mit lebenswichtigen Bakterien. Ohne diese gesunden Bakterien läuft nämlich in unserem Magen- und Darmbereich nichts:

- Sie produzieren etliche Vitamine, die wir teilweise nicht durch Nahrung aufnehmen können, sondern die der Körper selbst produzieren muss.
- Sie erschließen die aufgenommene Nahrung und verwerten sie optimal.
- Sie entgiften und neutralisieren schädliche Stoffe und Substanzen, die mit der Nahrung in den Körper gelangen oder die bei der Verwertung der Nahrung entstehen. Beispiel: Gärgase.
- Sie sind ein wichtiger Bestandteil des menschlichen Immunsystems, machen den Organismus widerstandsfähiger gegen Krankheitserreger, die über den Magen in den Körper gelangen. Ursache für eine gestörte Darmflora – in der Medizin auch Dysbiose genannt – sind eine fehlerhafte Ernährung, zu wenig Ballaststoffe im Essen, Konservierungsstoffe in den Nahrungsmitteln, Umweltbelastungen, aber auch Medikamente, wie etwa Antibiotika. Durch diese schädlichen Einflüsse werden die guten Bakterien zerstört oder verringert, die gesundheitsschädlichen Bakterien und Pilze gewinnen Oberwasser. Die Folge: rheumatische Erkrankungen, Hautprobleme, Allergien und Darmprobleme aller Art.

Aber zum Glück gibt es Mittel, um die gestörte Darmflora wieder aufzubauen:

- Bei ganz leichten Fällen kann schon der Verzehr von Biojogurt mit rechtsdrehender Milchsäure über einen längeren Zeitraum reichen.
- Ganz wichtig ist die Umstellung auf ballaststoffreiche Nahrung: Obst, Gemüse, Weizenkleie, Hirsegerichte.
- Wenn dies nicht fruchtet, empfehlen Ärzte eine mehrwöchige Kur mit sogenannten Biocult-Kulturen, die es in Tablettenform in der Apotheke gibt. Bitte unbedingt beachten: Diese Tabletten müssen im Kühlschrank aufbewahrt werden, weil sie nur eine begrenzte Haltbarkeit haben. Anwendung: vor oder zu den Mahlzeiten dreimal täglich zwei Tabletten einnehmen.

Bewegung muss sein

Das haben wir im Winter wirklich stiefmütterlich behandelt – Bewegung an der frischen Luft. Dabei ist sie unerlässlich für einen gesunden Organismus. Aber jetzt im Frühling zählt die Ausrede »schlechtes Wetter« nun wirklich nicht mehr, Sonne und Wärme verlocken zu einem Gang nach draußen. Warum nicht mit dem guten alten Osterspaziergang die Frischluftsaison eröffnen? Natürlich mit dem festen Vorsatz, sich den ganzen Frühling, Sommer und Herbst wieder regelmäßig zu bewegen! Das Ziel ist keine anstrengende Marathonwanderung, sondern vernünftige, maßvolle Bewegung. Die Vorteile liegen auf der Hand: Das Risiko für Herz-Kreislauf-Erkrankungen nimmt ab, der Fettstoffwechsel wird verbessert, dadurch werden zu hohe Cholesterinwerte gesenkt, vor allem das schädliche LDL-Cholesterin. Die Versorgung der einzelnen

Mineralstoffe Wer jetzt in freier Natur Sport treibt – Jogging, Rad-fahren, flottes Gehen –, verliert pro Stunde über den Schweiß bis zu einem Liter Flüssigkeit. Damit gehen auch Magnesium und Zink verloren. Die Folge: Muskelkrampf, Schwindel, Kreislauf-schwäche. Trinken Sie unbedingt jede Stunde einen Liter Mineral-wasser mit reichlich Magnesium und Zink. Oder nehmen Sie ein Multi-Mineralstoff-Vitamin-Präparat (Apotheke).

Körperzellen mit Sauerstoff wird verbessert, ebenso die Fließeigen-schaft des Blutes. Auch für die Seele ist Bewegung wichtig, denn so wird Stress abgebaut, etwaige depressive Verstimmungen werden gemindert. Die geistige und körperliche Leistungsfähigkeit wird gesteigert. Kurz: Das gesamte Wohlbefinden wird erhöht.
Wichtig ist aber, dass man den Körper ruhig etwas fordert, denn damit sich die Bewegung wirklich positiv auf den Körper auswirken kann, muss man zumindest fünf Minuten ins Schwitzen geraten. Das heißt im Klartext: Ostern nicht mit der Familie durch die Stadt schlendern, sondern ruhig etwas Tempo machen.

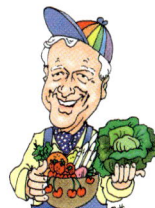

Übrigens Zu empfehlen sind neben dem Spazier-gang andere Freizeitsportarten wie Wandern, Lau-fen, Radfahren, Ballspielen. Der Vorteil: Das kann man in jedem Alter tun, vorausgesetzt, man ist gesund.

Die Vorzüge der verschiedenen Sportarten im Einzelnen:

• *Laufen* aktiviert das Herz und stärkt die Atemwege, ebenso den Kreislauf. Wichtig: Man muss richtig laufen, darf nicht verkrampfen und muss auf das richtige Atmen achten. Das kann man lernen.

- Auch *Radfahren* bringt auf schonende Weise Herz und Kreislauf in Schwung. Radfahren ist die optimale Ausdauerbelastung für den Organismus. Und: Fast jeder kann diesen Sport machen, Kinder wie Erwachsene, sogar jene, die Gelenkprobleme haben, da hier das eigene Körpergewicht nicht zum Tragen kommt. Weitere Vorzüge: Die Lunge wird gestärkt, die gesamte Atmung angeregt, das Immunsystem gestärkt, die Muskeln werden trainiert und so auch die Verdauung angeregt, weil die Bauchmuskeln rhythmisch gereizt werden. Das vegetative Nervensystem wird positiv beeinflusst. Und vor allem: Radfahren belastet die Wirbelsäule nicht, sondern stärkt sie. Allerdings muss man auch einige Punkte beachten, damit es keine bösen Überraschungen gibt. Nicht übertreiben, weder mit der Strecke noch mit der Geschwindigkeit – das gilt besonders für alle jene, die lange nicht mehr im Sattel gesessen haben. Faustregel: zu Beginn eine Stunde pro Tag und nur so schnell, dass man sich dabei bequem unterhalten kann. Vor der Radtour nicht zu viel essen, keinen Alkohol trinken und drei Stunden davor nicht rauchen. Während der Radtour mit einer Banane, einem Apfel, einem Müsliriegel oder mit Vollkornkeksen stärken.
- *Wandern* ist ebenfalls ein hervorragendes Training für den ganzen Körper, es stärkt auf schonende Weise Bänder, Gelenke und Sehnen, entspannt Schultern und Nacken und aktiviert Lunge und Herz. Noch ein Vorteil: Man kann beim Wandern wunderbar Stress abbauen. Und – und das freut besonders – es hilft auch beim Abnehmen, denn bei einer zügigen Wanderung kann man pro Stunde um die dreihundert Kalorien abbauen. Übrigens: Wenn man dabei die Arme so richtig weit mitschwingen lässt, verbraucht man noch einmal fast fünfzig Prozent mehr Kalorien. Last but not least aktiviert ein kräftiges Ausschreiten die Becken- und Darmmuskulatur – gut für eine blockierte Verdauung.

- Für alle genannten Freizeitsportarten gilt: ausreichend trinken, am besten Wasser.
- Empfehlenswert ist auch die Zufuhr von Vitaminen, Mineralstoffen und Spurenelementen, entweder durch reichlich Obst, Gemüse, Vollkorn- und Milchprodukte oder durch entsprechende Präparate aus der Apotheke.

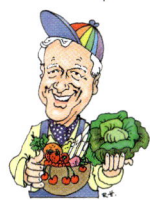

Übrigens Wenn die Fitnessargumente nicht für einen zünftigen Osterspaziergang oder eine Radtour mit der ganzen Familie sprechen, auch wenn die Kinder maulen – sie sollten mit, um ihrer Gesundheit willen! Denn leider sind die Kinder und Jugendlichen heutzutage durch fehlende Bewegung häufig übergewichtig, haben keine Kondition und leiden unter Wirbelsäulenschäden und mangelnde natürliche Abwehrkräfte.

Gesunde Bewegung Erwiesen: Regelmäßiger Sport kann das Risiko, an Darm-, Brust-, Prostata- und Lungenkrebs zu erkranken, um bis zu fünfzig Prozent und mehr senken, krebserregende Stoffe verbleiben viel kürzer im Körper.

Die Kehrseite der Freiluftsaison – Outdoorverletzungen

Egal wie man in der freien Natur seine Freizeit verbringt, ob mit Spaziergängen, Wandern, Sport oder Gartenarbeit – die Gefahr für kleine Alltagsverletzungen steigt jetzt. Wie schnell zieht man sich eine Schnitt- oder Schürfwunde zu. Doch zum Glück kann man vieles ganz einfach selbst behandeln. Allerdings tun fünfundsiebzig Prozent der Erwachsenen im Falle einer Verletzung das Falsche.

Also bitte: Bei großflächigen oder tiefer gehenden Verletzungen unbedingt ärztlichen Rat einholen, ebenso bei Bisswunden. Wichtig in diesem Zusammenhang ist auch ein ausreichender Impfschutz gegen Tetanus.

Für weniger ernste Wunden wie Schürf- und Schnittwunden aber gilt: Warum nicht erst einmal auf die Erfahrung der Indianer zurückgreifen? Sie haben bereits vor vielen Jahrhunderten um die Heilkraft der Hamamelispflanze bei Hautverletzungen, Entzündungen, Verbrennungen (auch Sonnenbrand) und spröder Haut gewusst. Ihre entzündungshemmende und sanft heilende Wirkung beruht auf dem Hametumwirkstoff; er wird in destillierter Verarbeitung in Form von Cremes und Salben in der Apotheke angeboten.

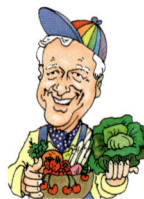

Wichtig: Eine Schürf- und Schnittwunde muss, wenn sie verschmutzt ist, sofort – gerade in der warmen Jahreszeit – gereinigt werden, um sie gegen Bakterien zu schützen; geeignet ist lauwarmer Kamillentee. Kleinere Schnittwunden sollte man ruhig etwas bluten lassen, dann mit einem sauberen Verband verbinden. Sobald sich die Verletzung beruhigt hat, Hamamelissalbe oder -creme dünn auftragen – das fördert die Wundheilung.

Gegen Entzündungen Bei einem entzündeten, stark geröteten Finger, etwa als Folge einer Verletzung bei der Gartenarbeit, hilft auch die Naturapotheke: Rühren Sie drei Esslöffel Bockshornkleesamenpulver mit heißem Wasser zu einem Brei, tragen Sie ihn mit einem Tuch auf den schmerzenden Finger auf, schlagen Sie ein zweites Tuch darüber und lassen Sie das Ganze über Nacht einwirken.

Noch eine Kehrseite – die Pollenallergie

Nicht alle haben im Frühling uneingeschränkt Grund zur Freude – sie leiden unter der Pollenallergie, dem sogenannten Heuschnupfen. Mit der wiedererwachenden Natur erwacht auch ihr Leiden zu neuem Leben – und ihre Lebensqualität nimmt für die nächsten Monate rapide ab. Schon fünfzehn bis zwanzig Prozent der Deutschen leiden darunter, Tendenz steigend.

Die typischen Symptome für die meistverbreitete Allergie: laufende Nase, starker Niesreiz, juckende, tränende und gerötete Augen. Man kann eine harmlose Frühlingserkältung von einer Allergie leicht unterscheiden: Ist das Sekret aus Nase und Bronchien wässrig und klar und sind dabei die Augen gerötet und tränen, dann ist es meist eine Allergie.

Leider kann sich niemand vor der Pollenallergie sicher wähnen, denn während bis vor Kurzem überwiegend Menschen im Alter zwischen zwanzig und fünfzig betroffen waren und die Allergieanfälligkeit dann meist abnahm, betrifft die Allergie inzwischen auch zunehmend Kinder oder Menschen über fünfzig, die ihr Leben lang keine Probleme damit hatten.

In diesem Zusammenhang stellen sich uns zwei wesentliche Fragen: Warum erkranken immer mehr Menschen an der Pollenallergie, und zwar aus heiterem Himmel, und warum werden die allergischen Reaktionen des Heuschnupfens immer stärker, immer folgenschwerer und gefährlicher? Die Antwort auf beide Fragen liegt in der zunehmenden Umweltverschmutzung. Wir alle nehmen mit der Luft, mit dem Wasser und der Nahrung, ohne dass wir das immer kontrollieren können, jeden Tag Gifte und Schadstoffe auf. Doch irgendwann verkraftet der Organismus diese Umweltgifte nicht mehr, sein Immunsystem bricht, wenn nun auch noch der massive Einfluss der Pollen dazukommt, zusammen. Und: Durch die zunehmende Luftverschmutzung sind unsere Atemwege geschwächt, sodass die Pollen ein leichtes Spiel haben: Sie können tiefer eindringen. Gleichzeitig sind die Pollen selbst von vielen Giften und Schadstoffen belastet. Außerdem beginnt mit der zunehmenden Klimaerwärmung der Frühling immer früher – und mit ihm die Pollensaison.

Wer den Verdacht hat, unter Pollenallergie zu leiden, sollte rasch einen Arzt aufsuchen und dort einen Allergietest durchführen lassen. Wenn dann eindeutig geklärt ist, wogegen man allergisch ist, kann die Medikation festgelegt werden. Möglich ist auch die sogenannte Hyposensibilisierung, bei der man den Organismus kontrolliert mit kleinsten Mengen des Allergieauslösers konfrontiert, damit Abwehrkörper gebildet werden können. Sehr oft werden Medikamente und diese Therapie kombiniert.

Hier einige Tipps für Pollenallergiker, um dem Leiden die schlimmste Spitze zu nehmen.

- In jedem Fall ärztliche Betreuung suchen.
- Nicht bei geöffnetem Fenster schlafen. Und wenn, dann um vier Uhr früh die Fenster schließen. Da beginnt der Pollenflug.
- Keine Blumen im Schlafzimmer.
- Zu Hause Luftreiniger mit speziellen Filtern laufen lassen.
- Nicht ins Grüne gehen, wenn dann am besten in den Laubwald. Er filtert die Pollen der Wiese.
- Nach der Heimkehr möglichst gleich die Haare waschen.
- Keine anstrengenden Arbeiten im Freien durchführen.
- Kein Rasenmähen.
- Autofenster geschlossen halten. Nicht die Lüftung einschalten – oder Pollenfilter einbauen lassen.

- Urlaub in pollenarmen Gebieten verbringen: im Hochgebirge, am Mittelmeer, auf einer Nordseeinsel.
- Gegen Gräserpollen kann man sich auch mit einem Heuschnupfengel aus Palm- und Kokosöl schützen, das man mit einem Wattestäbchen auf die Nasenschleimhäute am Naseneingang aufträgt. Die Pollen bleiben daran hängen. Wichtig: jede Stunde schnäuzen und neues Gel auftragen. Gegen Gräserpollen hilft auch eine Zitronenspülung: Verrühren Sie in 250 ml lauwarmem Wasser den Saft einer Zitrone. Mit dieser Limonade sollten Sie mehrmals am Tag gurgeln und auch die Nase durchspülen.
- Unerlässlich ist es – und zugleich der harmloseste Weg –, den Allergieauslöser zu erkennen und zu meiden. Dazu sollte man wissen, zu welcher Jahreszeit welche Pollen eine Allergie auslösen können:
  - Erlen: von Mitte Januar bis Anfang April
  - Birken: von Anfang März bis Ende Mai
  - Haselnuss: bis Ende April
  - Eiche: von Mitte April bis Ende Mai. Ebenso die Rotbuche
  - Hainbuche, Pappel, Weide, Ulme und Esche: März bis Mai
  - Linde: Juni, Juli, August, September
  - Nessel: von Mai bis September
  - Gänsefuß: Anfang Juni bis Anfang September
  - Sauerampfer: Mai bis Juli
  - Spitzwegerich: Mai bis Anfang September

Übrigens, man kann gar nicht genug warnen. Die Pollenallergie ist keineswegs nur ein lästiges, aber doch eher harmloses Übel, das man halt so hinnehmen muss. Nein, sie ist der heimtückische Beginn einer verhängnisvollen Entwicklung, die im Extremfall auch das Leben kosten kann. Sie mag sich zunächst auf Augen, Nase und obere Luftröhre beschränken, doch greift sie schon bald – und fatalerweise häufig unbemerkt, auf die Bronchien und dann die gesamte Lunge über. Die Folgen können allergisches Asthma mit schweren Anfällen und im weiteren Verlauf eine chronische Bronchitis, schließlich ein Lungenemphysem bis hin zum Versagen der Lungenfunktion sein. Durch diese Luftnot kann es zum Versagen des rechten Herzmuskels kommen.

Vor diesem Hintergrund ist der Gang zum Arzt so früh wie möglich notwendig, wenn man es nicht schafft, mit den obenstehenden Tipps den Heuschnupfen in den Griff zu bekommen. Zur Behandlung wird heute kaum noch Kortison eingesetzt, es gibt inzwischen zum Glück nebenwirkungsarme Arzneimittel. Viele Allergologen bieten heute eine Immuntherapie an. Die klassische Methode: eine Aufbautherapie mit Thymosand-Faktoren aus der Thymusdrüse.

Was viele Allergiker nicht wissen. Nicht allein die Pollen quälen sie, sondern auch bestimmte Lebensmittel, sogenannte »pollenassoziierte« Nahrungsmittel, die mit gewissen Pollen eine verhängnisvolle Verbindung eingehen. Die Inhaltsstoffe dieser Lebensmittel können eine vorhandene Allergie verstärken oder eben eine solche Allergie auslösen. Diese Lebensmittel in Übersicht:

- Wer unter den Pollen von Birke, Haselnuss und Erle leidet, sollte – ganz besonders zur Zeit des Pollenfluges – folgende Naturprodukte meiden: Äpfel, Birnen, Pflaumen, Pfirsiche, Aprikosen, Haselnüsse, Paranüsse, Walnüsse, Erdnüsse, Mandeln, Kiwis, aber auch die Gewürze Curry und Anis.
- Wer unter den Pollen von Beifuß leidet, sollte Sellerie, Möhren, Paprika, Knoblauch, Kamille, Curry, Anis, Muskat, Pfeffer, Ingwer und Zimt meiden.

- Wer auf blühende Gräser und Roggenfelder allergisch ist, muss Sojamehl, Getreidemehl und Erdnüsse meiden.
- Honig und Kräutertees meiden. Die darin in kleinsten Mengen enthaltenen Pollen können sehr gefährlich werden!
- Und noch ein Tipp: Alkohol meiden, denn gerade gemixte Drinks mit hochprozentigen Alkoholika erhöhen das Allergierisiko und verstärken die Allergieschübe, weil sie den Immunoglobulin-E-Spiegel erhöhen.

Impfung Die Allergieimpfung, die von dänischen Wissenschaftlern entwickelt worden ist, gibt es auch als Schluckimpfung, auch sublinguale Immuntherapie genannt. Das Allergen wird drei Jahre lang dreimal wöchentlich unter die Zunge getropft. Ihr Arzt weiß dazu mehr.

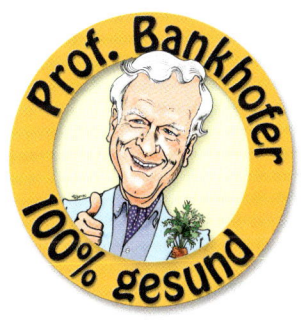

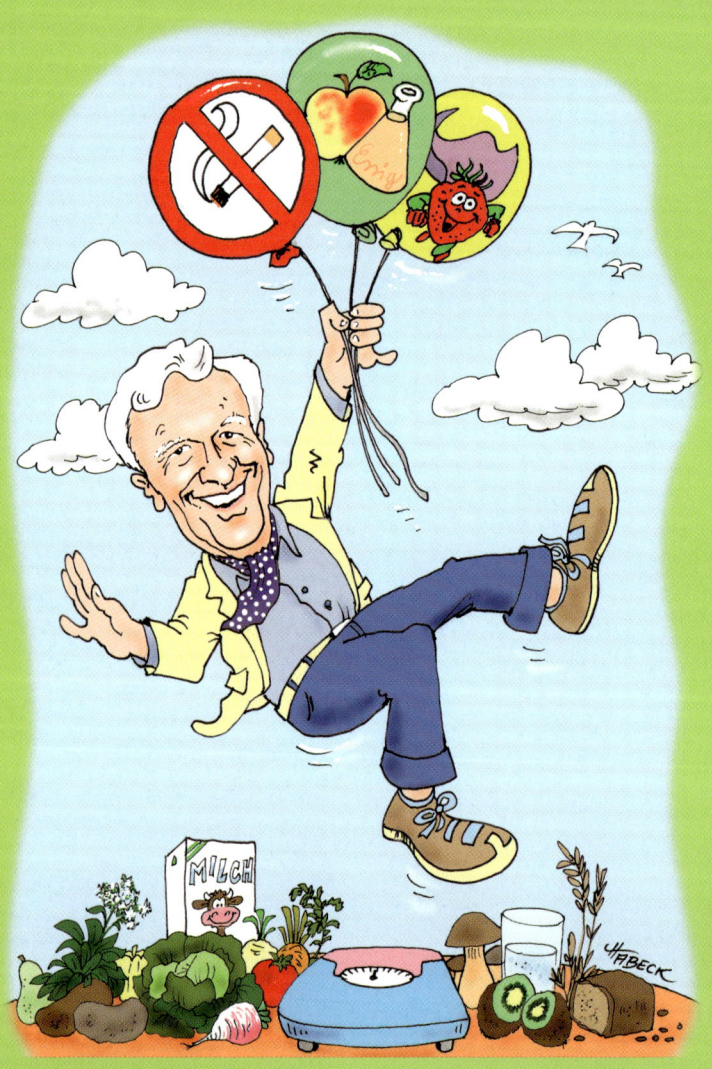

Special: Abnehmen im Frühling

Treffen sich zwei Nachbarn am Gartenzaun. Sagt der eine: »Mein lieber Schwan: Ihr Aussehen und die Millionen vom Ralf Schumacher möchte ich haben!« Da strahlt der andere Nachbar: »Danke für das Kompliment, Sie Schmeichler!« Da verbessert sich der eine: »Das haben Sie falsch verstanden. Ich habe gemeint: Wenn ich das Geld vom Schumacher hätte, dann wäre es mir vollkommen egal, wenn ich so dick und hässlich wie Sie aussehen würde!«

Fast jeden Tag zur selben Zeit treffen im Supermarkt ein junges Mädchen und ein Mann in den besten Jahren aufeinander, lächeln einander zu. Eines Tages spricht der Mann das Mädchen an: »Liebes Fräulein, immer wenn ich Sie so sehe, spüre ich das Verlangen, Ihnen zu sagen: Kommen Sie doch endlich zu mir!« Sie errötet: »Das ist aber ein schönes, liebes Kompliment!« Darauf er: »Keineswegs. Ich bin Schönheits-Chirurg. Experte für Fettabsaugen …«

Ja, ja: Das liebe Übergewicht macht vielen von uns zu schaffen. Wer einmal darunter leidet, der weiß, wie schwer es ist, die überschüssigen Pfunde abzubauen. Und da wir in der schönen Jahreszeit in leichter Kleidung gute Figur zeigen wollen, ist der Wunsch fürs Abnehmen im Frühling besonders groß. Dabei werden viele Fehler gemacht. Ich möchte Ihnen ein paar Vorschläge machen, wie Sie mit ganz einfachen natürlichen Rezepten schlank bleiben und schlank werden. Und dazu gibt es noch ein paar Heilfasten-Tipps …

Special: Abnehmen im Frühling

So wunderbar der Frühling auch ist – eines wird uns jetzt schmerzlich bewusst. Wir haben unseren Körper im Winter schändlich vernachlässigt. Jetzt merken wir die mangelnde Bewegung, merken jedes Festtagspfund mehr auf den Rippen. Die schönen Frühlingshosen kneifen, die kurzen Röcke sitzen einfach nicht, das bauchfreie Top sah vor dem Winter irgendwie auch schon einmal besser aus. Und wohl fühlen wir uns mit dieser Erkenntnis beileibe nicht.

Höchste Zeit also, etwas für seine Figur zu tun. Abnehmen heißt die Devise – und das ist mit den richtigen Tricks gar nicht so schwer. Die wichtigste Maßnahme vorweg: weniger und bewusster essen. Hierbei hilft oft schon ein kleiner Trick: niemals im Stehen essen. Ernährungswissenschaftliche Tests haben ergeben: Alles, was man im Stehen verzehrt, wird vom Organismus nicht als Mahlzeit registriert.

Abnehmen durch Essen

Das geht nicht, sagen Sie? Doch – mit den richtigen Lebensmitteln ganz einfach. Es gibt Nahrungsmittel, die uns helfen, Fett zu verbrennen und die den Hunger bremsen. Dazu zählen Hülsenfrüchte, Weizenkeime, Pilze, Bierhefe, Preiselbeeren, Nüsse, Brokkoli, Möhren, Rote Bete, Kresse. Das Geheimnis: Sie enthalten das Spurenelement Chrom.

Im April und Mai kann man auf Märkten und in Gemüseläden Bärlauch, den »wilden Knoblauch«, kaufen. Nützen Sie die Chance: Bärlauch senkt zu hohe Blutdruck- und Cholesterinwerte, hält die Adern jung. Hacken Sie Bärlauchblätter ganz fein und verrühren Sie sie mit Magerquark und etwas saurer Sahne zu einem Frühlingsstreichkäse. Schmeckt köstlich auf Vollkornbrot. Auch bestimmte Gewürze helfen beim Abnehmen: Chiliöl, Chilipulver, die Sojabohnenpaste Miso, die Sesamsamenpaste Tahini oder die Sojasoße Tamari. All diese asiatischen Gewürze unterstützen den Abbau von Fettpölsterchen.

Und wenn Sie sich kalorienarm ernähren und mit einer kleinen Mahlzeit lange satt bleiben wollen, damit Sie nicht verleitet werden, zu oft zu essen, sollten Sie beim »kleinen Hunger« anstelle von Brot als Zwischenmahlzeit Pellkartoffeln essen. Sie halten dreimal länger satt.

Abnehmen mit Apfelessig

Man sollte viel mehr auf die Altvorderen hören, denn: Unsere Großmütter hatten mit ihrer Meinung, Apfelessig sei ideal zum Abnehmen, tatsächlich recht, wie jetzt von amerikanischen Wissenschaftlern nachgewiesen werden konnte.

Das Geheimnis ist die Essigsäure im Apfelessig, sie unterstützt den Fettabbau, wirkt entschlackend, verdauungsfördernd und entwässernd. Und vor allem – sie bremst Appetit und Hungergefühl, auch die Lust auf Süßes. Und gerade diese lästigen Heißhungerattacken sind es ja, die viele Abnehmversuche scheitern lassen. So kann man mit Apfelessig pro Woche ein bis zwei Kilo abnehmen – und das, ohne den Organismus zu belasten.

So wird die Apfelessigkur zum Erfolg:

- Sechs bis acht Wochen lang täglich vor jeder Mahlzeit ein Glas Wasser mit zwei Teelöffeln naturtrübem Apfelessig trinken.
- Für diejenigen, die der Geschmack abschreckt oder die viel unterwegs sind, gibt es eine praktische Lösung: Apfelessigtabletten aus der Apotheke. Ein bis zwei Tabletten kauen oder lutschen, danach ein Glas Wasser trinken.
- Apfelessigtabletten sind auch auf Reisen sinnvoll, denn sie können Darminfektionen vorbeugen, die man sich im Ausland leicht bei Fisch, Meeresfrüchten, Geflügel, Eiern und unsauberem Wasser einfangen kann.
- Die Tabletten können noch mehr: Sie verhelfen nach einem arbeitsreichen, anstrengenden Tag rasch zu neuer Energie.

Heilfasten – aber richtig

Frühlingszeit = Fastenzeit – auf diese einfache Formel kann man es fast bringen, wenn man sich die Frauenzeitschriften in diesen Wochen anguckt oder sich im Freundeskreis umhört. Klar, jetzt ist auch der passende Zeitpunkt dafür: Der Winter und die damit verbundene Trägheit sind vorbei, man hat immer noch das ein oder andere Pfund mehr auf den Rippen, fühlt sich unwohl in seiner Haut. Weg mit den Überbleibseln des Winters, heißt die Devise – einmal den Körper so richtig durchputzen, von über den Winter angesammelten Altlasten befreien. Vorsicht allerdings: Heilfasten heißt nicht einfach weniger essen, sondern ist, wenn man es klassisch macht, eine richtige Kur, die unter ärztlicher Aufsicht durchgeführt werden muss: Sie dauert vier Wochen: drei Wochen fasten und anschließend eine Woche Aufbaudiät. Allerdings kann man auch in abgespeckter Form zu Hause heilfasten. Aber auch hier gilt: bitte vorher mit dem Arzt absprechen.

Und noch ein weitverbreiteter Irrtum: Beim Heilfasten nimmt man keine feste Nahrung auf, dafür viele verschiedene Flüssigkeiten. Was genau passiert beim Heilfasten? Hauptziel ist es, den Körper gründlich zu entschlacken, ihn von allen Giftstoffen zu befreien, die er im Laufe des Winters angesammelt hat.

Hauptziel des Organismus ist normalerweise: Nährstoffe speichern, sozusagen für schlechte Zeiten bunkern. Beim Fasten aber lautet das Motto: ausscheiden! Die körpereigene »Müllabfuhr« wird in Schwung gebracht. Der Darm wird gereinigt, überflüssige Stoffwechselschlacken werden abgebaut, Fettpolster werden gelöst.

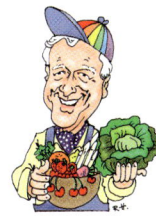

Bitte bedenken: Eine Fastenkur ist kein Spaziergang, sondern im Gegenteil harte Arbeit für den Körper. Daher: Ruhe, nicht zur Arbeit gehen, Lärm und Stress meiden. Aber auch nicht ab aufs Sofa, viel Bewegung muss schon sein, am besten: spazieren gehen, wandern.

Und – nicht erschrecken: Beim Heilfasten treten einige Nebenerscheinungen auf, etwa starker Körper- und Mundgeruch, Zungenbelag, Schniefnase, Frieren, Müdigkeit, Zyklusstörungen, langsamere Reaktionen beim Autofahren, Stimmungsschwankungen, dunkel gefärbter Harn. Verstärkte Körperhygiene ist jetzt also ganz wichtig.

Dafür wird man für die Mühen aber auch reichlich belohnt: eine schönere, glattere Haut, ein größeres Wohlbefinden, ein starkes Immunsystem, erhöhte Leistungsfähigkeit und schließlich: purzelnde Pfunde.

Was während des Fastens gar nicht geht, ist: Rauchen, Alkohol, Bohnenkaffee, Schwarztee, Süßigkeiten, Abführmittel, Fernsehen, Radio, Zeitung.

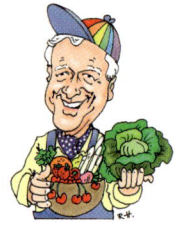 **Gut zu wissen** Eine Fastenkur zu Hause sollte so ablaufen: ein Entlastungstag, fünf Fastentage, drei Aufbautage. Am Entlastungstag isst man 1 ½ Kilo Obst, aufgeteilt auf drei Mahlzeiten: Äpfel, Birnen, Kiwis. Eine Alternative: morgens eine Birne, fünf Haselnüsse; mittags und abends je 300 g Pellkartoffeln, Kopfsalat mit Kräutern.

An den Fastentagen trinkt man morgens zwei Tassen Pfefferminztee oder Matetee. Vormittags lesen, spazieren gehen, Tee trinken. Mittags gibt es die Fastensuppe, abends einen Abendtrunk.
Und hier das Rezept der Fastensuppe: ein Kilo Kartoffeln, ein Kilo Gemüse – Möhren, Sellerie, Petersilienwurzel, Kohl, Zwiebel, Tomaten, Paprika – und nach Geschmack Kümmel, Muskat, Pfefferkörner, Lorbeerblatt, Liebstöckel, Ingwerpulver, drei Esslöffel geschroteten Dinkel mit kaltem Wasser zugeben, dreißig Minuten kochen. Nicht salzen. Dann einige Zeit stehen lassen, durchseihen und trinken. Die Suppe ist basisch und baut die Übersäuerung des Körpers ab.
Das Rezept für den Abendtrunk: 125 ml Orangensaft mit 125 ml Wasser mischen oder einen biologischen Gemüsesaft oder einen anderen Obstsaft im selben Verhältnis trinken.
An den folgenden drei Aufbautagen isst man jeweils: einen Apfel, eine Möhre, eine Walnuss, zwei Haselnüsse, Kartoffelsuppe, Getreidesuppe, Hirsesuppe.
Wenn zwischendurch der Hunger zu sehr quält, darf man eine halbe Tasse Buttermilch trinken.

Entschlacken mit Wasser

Entschlacken geht auch ganz einfach – indem man regelmäßig Wasser zu sich nimmt. Das ist allemal billiger und einfacher als eine aufwendige Kur in einer Kurklinik. Und die Ziele – den Körper entgiften und etwas abnehmen – erreicht man so auch.

Diese Art der Entgiftung wurde bereits im 18. Jahrhundert von dem deutschen Arzt und Naturheiler Dr. Siegmund Hahn erarbeitet. Er wies nach, dass es völlig reicht, regelmäßig Wasser zu sich zu nehmen, um den Organismus dazu zu bringen, sich selbst von abgelagerten Schlackenstoffen und Giften zu befreien. In der Praxis bedeutet dies: tagsüber jede Stunde 250 ml Leitungs- oder Quellwasser oder mildes Mineralwasser trinken, in kleinen, langsamen Schlucken. Der Erfolg nach zwei bis drei Wochen spricht für sich: Verstopfung, Kopfschmerzen, Migräne und Müdigkeit sind verschwunden. Pfarrer Kneipp, als dessen Wegbereiter Hahn gilt, stellte später bei besonders sensiblen Patienten sogar fest, dass es bereits genügte, wenn der Betreffende jede Stunde bloß einen Esslöffel Wasser zu sich nahm.

Diese Kur ist wirklich preiswert und einfach und vor allem jederzeit und an jedem Ort durchführbar. Damit sie auch wirklich zu einem durchschlagenden Erfolg wird, darf man den Organismus nicht zu sehr belasten. Das bedeutet: weniger essen, keine tierischen Fette, wenig Fleisch, reichlich Obst und Gemüse, Vollkornprodukte, Milchprodukte. Zusätzlich drei Wochen lang dreimal täglich eine Tasse Birkenblätter- oder Brennnesseltee trinken, außerdem ebenfalls drei Wochen lang zwischen den Mahlzeiten täglich zweimal jeweils 125 ml Rote-Bete-Saft, Sauerkrautsaft oder einen Gemüsemischsaft (Reformhaus). Ideal dazu: täglich morgens Wassertreten und eine Stunde spazieren gehen oder Rad fahren.

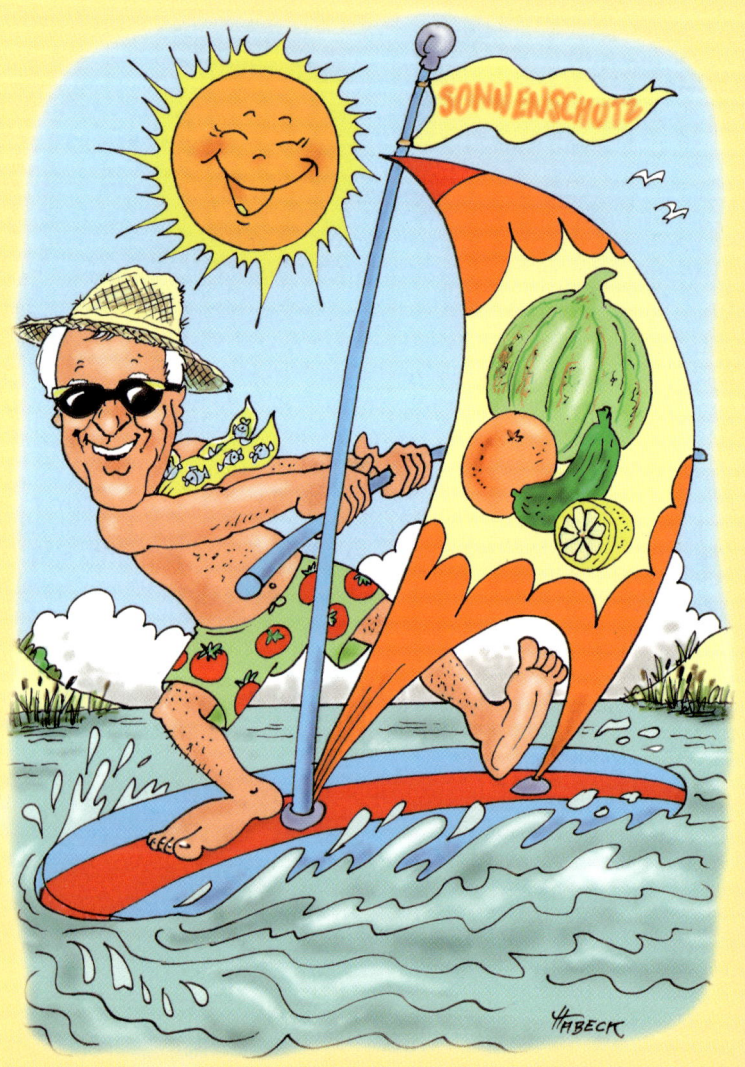

Sommer

Ein heißer, strahlender Sommertag liegt über der Vorstadt. Ein Ehepaar sitzt auf der Terrasse. Sie stellen fest, dass das Gras schon sehr hoch ist und geschnitten werden sollte. Da meint der Mann übermütig: »Also gut, dann werde ich Rasenmähen. Aber, Schatz es ist heute sehr heiß. Was würden die Nachbarn wohl denken, wenn ich den Rasen splitterfasernackt mähen würde?« Die Ehefrau grinst: »Sie würden dann sicher sein, dass ich Dich des Geldes wegen geheiratet habe!«

Ein Spaziergänger kommt an einem Badesee vorbei und hört schon von Weitem laute Hilferufe. Er eilt ans Ufer, sieht im Wasser einen Mann, der wild mit den Armen um sich schlägt und schreit. Da fragt ihn der Spaziergänger: »Warum rufen Sie so laut um Hilfe?« Die Antwort kommt erschöpft: »Ich habe keinen Grund!« Darauf der Spaziergänger: »Also: Wenn Sie ohnehin keinen Grund für Ihr Geschrei haben, dann lassen Sie es bitte bleiben!« Spricht es aus und geht weiter …

Der Sommer ist eine wunderschöne Zeit, wenn man die Jahreszeit gesund und fit genießen kann. Daher erfahren Sie auf den nächsten Seiten, wie Sie in der heißen Jahreszeit die körpereigenen Abwehrkräfte stark machen, wie Sie die Vorteile der Sonne nützen, aber den Gefahren der Sonnenstrahlen aus dem Weg gehen, wie Sie einen Sonnenbrand mit Naturrezepten behandeln, was Sie gegen schwere Beine machen können, wie Sie Ihren Flüssigkeitshaushalt in Ordnung halten und wie Sie sich Mücken, Wespen und Salmonellen vom Leib halten …

Sommer

Für viele Menschen ist dies die schönste Zeit im Jahr – der Sommer. Das Wetter spielt meist mit, man kann raus in die freie Natur, wandern, Rad fahren, die Badeseen oder Schwimmbäder locken, ebenso Garten oder Balkon. Man kann die laue Sommerluft in Biergärten oder auf Restaurantterrassen bis in die Nacht hinein genießen. Und schließlich – die meisten haben im Sommer Urlaub und verreisen oder machen einfach Ferien zu Hause. Doch damit der Sommer auch wirklich zu einem uneingeschränkten Vergnügen wird, muss man auch einiges beachten.

Die lauen Sommernächte Vor allem in den Städten bleiben die Menschen an lauen Sommerabenden zu lange auf. Man sitzt draußen im Freien, isst, trinkt, plaudert und bummelt dann noch durch die Straßen. Der US-Schlafforscher Dr. Stanley Coren betont: Auch im Sommer sollte ein Erwachsener Mensch acht Stunden schlafen. Achtung: Zu wenig Schlaf auf Dauer bringt Neurosen, frühes Altern, schlechte Laune und vermindert die Gehirnleistung.

Das Immunsystem sommerfit machen

Allererstes Gebot, um den Sommer genießen zu können, ist natürlich Gesundheit. Wer jetzt denkt, dass man im Sommer sowieso nicht krank wird, täuscht sich leider. Die Hitze, die Trockenheit, zu intensive Sonnenbestrahlung und das bodennahe Ozon schwächen unsere natürlichen Abwehrkräfte. Daher heißt die Devise: das Immunsystem sommerfit machen. Und das geht mit ganz einfachen, natürlichen Mitteln:

- Ein starkes Team aus den Vitaminen A, C und E sowie dem Provitamin A Betacarotin sind für den Schutz der Körperzellen und für die Abwehr von Krankheitserregern und aggressiven Substanzen mitverantwortlich. Daher sollten wir uns im Sommer möglichst oft mit erntefrischen Gemüsen, die diese Vitamine reichlich enthalten, verwöhnen. Wie wäre es mit einem »Immunsalat« aus Möhren, Tomaten, grünen Paprikaschoten und reichlich Petersilie sowie einer Marinade aus Zitronensaft und Weizenkeimöl? Ist nicht nur gesund, sondern schmeckt auch noch gut.
- Auch die Spurenelemente Selen (enthalten in Sesamsamen, Pistazien, Kokosnuss, Meeresfisch, Spargel und Bohnen) und Zink (in Haferflocken, Weizenkeimen, Pinienkernen, Hähnchenfleisch und Austern) sowie Eisen (in Salat, Schnittlauch und Vollkornbrot) sind ein wichtiger Baustein für unsere Immunkraft.
- Super gut für die Immunkraft: eine achtwöchige sommerliche Kur mit Joghurt mit lebenden Bakterienkulturen (täglich zwei Becher).
- Gesunder Knoblauch: Der Hauptwirkstoff Allicin schützt unsere Zellen vor den schädlichen Einflüssen von Umweltschadstoffen. Regelmäßig täglich drei frische Knoblauchzehen essen oder, wenn der Geruch abstößt, dreimal täglich zwei Knoblauch-Aktiv-Kapseln (Apotheke) einnehmen.
- Hilfe kommt auch von der Homöopathie: eine Tinktur aus dem Roten Sonnenhut (Apotheke), auch Echinacea purpurea genannt, stärkt die natürlichen Abwehrkräfte. Empfehlung: sechs Wochen lang dreimal täglich fünfzehn Tropfen in etwas Wasser verrühren und einnehmen.

- Umgekehrt gilt: alles meiden, was die Immunkraft schwächt, zu viel Pökelfleisch und Geräuchertes, zu viel Alkohol, Nikotin, Salmonellen in der Nahrung, Lärm.
- Ganz simpel, aber dennoch ungeheuer wichtig: Auch ungestörter Schlaf, Küssen, Glücklichsein und einmal am Tag von Herzen lachen stärkt die Abwehrkräfte unseres Körpers.

Inneres Frösteln Verspüren Sie auch bei wunderschönem Wetter ein unangenehmes Frösteln? Gegen diese innere Kälte, die meist auf ein geschwächtes Immunsystem zurückzuführen ist, gibt es ein wirkungsvolles Rezept: Brechen Sie ein drei Zentimeter langes Stück Zimtrinde in kleine Teile und kochen Sie es mit 250 ml Wasser auf. Anschließend durchseihen, mit Honig süßen und sehr warm in kleinen Schlucken trinken.

Gute Sonne – böse Sonne

Die Sonne. Unser Lebenselixier. Ohne sie gäbe es kein Leben auf der Erde, keine Menschen, keine Tiere, keine Pflanzen. Sie bewirkt alles organisches Wachsen und Gedeihen. Und sie tut – in Maßen genossen – so gut. Was haben wir sie in den langen trüben Wintermonaten herbeigesehnt! Die ersten Sonnenstrahlen locken die Sonnenhungrigen dann zu Tausenden hinaus ins Freie. Laut einer aktuellen Statistik empfinden achtzig Prozent der Bevölkerung in der Sonne ein Wohlgefühl. Doch unbestritten ist: Wir können die Sonne nicht mehr so unbeschwert genießen, seit die Schreckensnachrichten von der dünner werdenden Ozonschicht, die uns vor den schädlichen UV-Strahlen der Sonne schützt, beinahe täglich durch die Medien gehen.

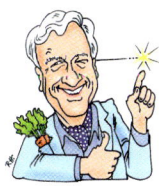

Übrigens Warum an dieser Stelle einmal nicht das Für und Wider zum Thema Sonne abwägen, sozusagen Anklage- und Entlastungspunkte aufzählen? Klar ist: Sowohl zu viel als auch zu wenig Sonne schadet unserem Organismus.

Die Vorzüge der Sonne:

- Ohne Sonne geht gar nichts, kein Leben ist ohne sie möglich. Sie regt den Stoffwechsel an, man fühlt sich vitaler, wird nicht so schnell müde. Das wirkt sich auch auf die Haut aus, ihre Durchblutung wird gefördert. Die sichtbare Folge: Man sieht an sonnigen Tagen häufig jünger, frischer aus.
- Dass Sonne gute Laune macht, spürt jeder an sich selbst. Woran das aber liegt, wissen die wenigsten. Verantwortlich dafür ist die Ausbremsung des Hormons Melatonin in der Zirbeldrüse durch die Sonne: Melatonin ist für schlechte Laune und trübe Gedanken verantwortlich – durch die Sonne wird seine Produktion vermindert.
- Die Sonne fördert die Wundheilung.
- Die Sonne kann sich positiv auf Akne, Pickel und andere Hautprobleme auswirken.
- Sie macht Lust auf die Liebe, denn durch sie wird die Bildung von Sexualhormonen angeregt.
- Es ist erwiesen: Zehn Minuten Sonnenschein täglich steigern Leistungsvermögen und Vitalität um bis zu fünfzig Prozent.
- Sie mindert Alltagsbeschwerden wie Gelenk-, Kreuz- oder Kopfschmerzen.
- Sie sorgt dafür, dass Vitamine und Mineralstoffe aus der Nahrung besser aufgenommen werden.
- Sie fördert die Produktion von Vitamin D – gut für ein starkes Knochengerüst. Noch eine gute Nachricht: Vitamin D stärkt außerdem

das Immunsystem und schützt vor Darmkrebs. Menschen, die sich regelmäßig in der Sonne aufhalten und sich dabei wohl fühlen, leiden viel seltener an Darmkrebs.

Aber wo Licht ist, da ist auch Schatten – die Nachteile:

• Übermäßige Sonneneinstrahlung schadet der Haut – vor allem durch das Dünnerwerden der schützenden Ozonschicht, die die schädlichen UV-Strahlen abhält.
Man muss dabei unterscheiden: Nicht alle UV-Strahlen sind schädlich, es gibt sozusagen gute und böse. Die langwelligen UV-A-Strahlen bräunen, schädigen aber nicht. Gefährlich sind die UV-B-und die UV-C-Strahlen, sie greifen die Hautzellen an, stören den Hautstoffwechsel und verursachen den Sonnenbrand. Eine erschreckende Zahl: bereits fünf Sonnenbrände in der Kindheit verdoppeln die Hautkrebsgefahr bei Erwachsenen. Laut Weltgesundheitsorganisation (WHO) gibt es weltweit durch das Dünnerwerden der Ozonschicht zusätzlich fünfzigtausend Hautkrebserkrankungen.

• Übermäßiger Sonnengenuss lässt die Haut schneller altern, sie wird faltiger, lederner, es können sich Sommersprossen bilden. Auch die Lippen mögen die Sonne nicht – sie werden rau und rissig. Und die Haare werden stumpf und brüchig.

• Zu viel Sonne lähmt das Immunsystem. Vor diesem Hintergrund wundert es nicht, dass man gerade im Sommer häufig eine Erkältung bekommt.

• Ebenfalls möglich: Kreislaufbeschwerden, Kollaps, Sonnenstich, Kopfschmerzen und Schwindelanfälle.

• Auch für das Auge kann die Sonne schädlich sein – bei längerem Sonneneinfluss besteht die Gefahr der Erkrankung an Grauem Star. Geschätzte Zahl laut WHO: 150.000 Fälle von grauem Star, allein durch das Dünnerwerden der Ozonschicht.

Wie gehen wir mit den Nachteilen der Sonne und den damit verbundenen erschreckenden Meldungen der WHO um? Müssen wir in Zukunft jeden Sonnenstrahl panisch meiden? Ich kann Sie beruhigen: sicher nicht! Wir dürfen die Sonne auch weiterhin genießen, aber eben mit Maß und Verstand.

- Vorsichtig mit dem Sonnenbaden beginnen und sich nicht stundenlang den intensiven Strahlen aussetzen, zu Beginn höchstens zehn bis fünfzehn Minuten.
- Sonnenschutzpräparate mit hohem Schutzfaktor (ab 10 bis 15) verwenden. Erst nach und nach zu niedrigeren Faktoren wechseln. Wichtig: bereits dreißig Minuten vor dem Sonnenbad im Schatten auf die Haut auftragen und alle zwei bis drei Stunden wiederholen. Wasserfester Sonnenschutz hält bis zu achtzig Minuten. Für Stirn, Nase, Schultern und Brustwarzen sollten Sie spezielle Sunblocker verwenden.
- Im Süden und auch bei uns an besonders heißen Tagen zwischen elf und fünfzehn Uhr die pralle Sonne meiden.

Auf gute Sonnenbrillen achten Wer an strahlenden Sommertagen seine Sonnenbrille länger als dreißig Minuten trägt, muss auf Qualität achten, damit die Gesundheit der Augen nicht gefährdet ist. Je lichtempfindlicher die Augen sind, desto mehr sollten die Brillen getönt werden. Ein Faktor bis zu siebzig Prozent ist empfehlenswert. Wichtig: Braune und graue Gläser sind am besten geeignet. Sie verfälschen das Farbempfinden im Straßenverkehr am wenigsten. Noch ein Tipp: Essen Sie außerdem reichlich Tomaten. Die Carotinoide Lutein und Zeaxanthin in Tomaten stärken und schützen die Netzhaut und senken das Risiko einer Augenerkrankung.

- Ganz wichtig: eine gute Sonnenbrille und eine schützende Kopfbedeckung aus Stroh oder Leinen.
- Vorsicht bei Einnahme der Pille oder anderer Medikamente: besser erst mit dem Arzt sprechen, ob man die Sonne dann meiden sollte.
- Nicht stundenlang in der Sonne braten: Besser ist es, sich in der Sonne zu bewegen, z. B. Strandspaziergänge.

Sonnenschutz von innen

So weit so gut – das mag in der Vergangenheit ausgereicht haben, um sich gegen die Sonne zu schützen. Doch nun gibt es bereits Stimmen, die noch mehr Schutz fordern, beispielsweise die des international anerkannten und erfolgreichen Umweltmediziners Dr. Bodo Kuklinski, der bei seinen Nachforschungen im Kampf gegen Umweltgifte Erschreckendes herausgefunden hat. Die aggressiver werdende Sonneneinstrahlung gefährdet nicht nur die Haut, sondern auch den gesamten Organismus, denn sie fördert die Entstehung von Umweltgiften im Körper.
Wir sind heutzutage ständig von diesen Umweltgiften, hochaggressiven Molekülen – »freie Radikale« genannt – umgeben und nehmen sie durch die Luft, das Wasser, die Nahrung auf. Sie zerstören unsere Körperzellen, schwächen unser Immunsystem, fördern vorzeitige Adernverkalkung, Krebs und viele andere Zivilisationskrankheiten. Eine Studie mit dreißig Krankenschwestern, die einen zweiwöchigen Badeurlaub an der Ostsee verbrachten und sich täglich in die Sonne legten, kam zu dem eben genannten erschreckenden Ergebnis: diese aggressiven Umweltgifte entstehen auch durch Sonnenbestrahlung, ihre Zahl steigt einige Stunden nach dem Sonnenbad im Körper des Menschen dramatisch an.

Die gute Nachricht: Ein Schutz gegen diese »freien Radikalen« ist möglich. Die Hälfte der dreißig Probanden hatte vor dem Sonnenbad mit der Einnahme von bestimmten Natursubstanzen vorgesorgt, mit Vitamin C und E, dem Provitamin Betacarotin und dem Spurenelement Selen – den sogenannten Antioxidantien, also Stoffe, die uns vor Umweltgiften schützen. Bei diesen fünfzehn Testpersonen entstanden durch das Sonnenbad keine oder nur ganz wenige hochaggressive »freie Radikale«.

Man kann also mehr tun – sich von innen her gegen die schädliche Seite der Sonne wappnen. Nicht mit Pillen, sondern durch die tägliche Nahrung, gesunde Bräune durch Naturprodukte. Deshalb der Rat für alle Sonnenhungrigen: Sie sollten in der heißen Jahreszeit täglich Selen (Spargel, Meeresfisch, Kokosnuss, Weizenkeime), Vitamin E (Milch- und Vollkornprodukte), Vitamin C (Paprikaschoten, Petersilie, Kiwis, Grapefruits) und Betacarotin (Möhren) mit der Nahrung zu sich nehmen. Außerdem ist es sinnvoll, eine sogenannte Sonnenvit-Kur durchzuführen und entsprechende Kapseln einzunehmen, die Selen, Vitamin C, E und Betacarotin enthalten.

Erste Hilfe bei Sonnenbrand

Und wenn alle Vorsichtsmaßnahmen nicht ausgereicht haben und man sich dennoch einen Sonnenbrand zugezogen hat, heißt es: rasch handeln, um die Folgen für die Haut so gering wie möglich zu halten. Zum Glück gibt es einige wirksame Hausmittel, mit denen man die schlimmen Folgen lindern kann.

• Das sollten Sie zu Beginn der Sonnensaison immer bereithalten – für den Fall der Fälle: Wacholderöl gegen den Juckreiz. In einer

Flasche drei Esslöffel zerdrückte Wacholderbeeren mit 240 ml nativem Olivenöl extra übergießen, vierzehn Tage verschlossen in einem warmen Raum stehen lassen. Durchseihen, im Kühlschrank aufbewahren, dann die Haut damit einreiben.

- Wenn die Haut »nur« unangenehm spannt: einfach fünfzehn Minuten unter die kalte Dusche gehen. Danach pflegen Sie die Haut mit einer Lotion aus der Apotheke, die reich an Vitamin E ist.
- Die beste Erste Hilfe für entzündete und gerötete Haut: drei Tassen Haferflocken in einem Liter Wasser einmal aufkochen und die Flüssigkeit in eine Wanne mit kühlem Badewasser gießen, dann fünfzehn Minuten in die Wanne legen.
- Die schmerzenden Stellen vorsichtig mit Naturjoghurt (oder Buttermilch oder Quark) bestreichen. Oder ein Leinentuch in lauwarmen Schwarztee tauchen und es auf die betreffenden Körperpartien legen. Oder Aloe-vera-Saft auf die Haut auftragen.
- Sehr hilfreich: Lavendelöl (Apotheke, Reformhaus): drei bis vier Tropfen in 250 ml Wasser geben, ein Leinentuch eintauchen, auswringen und fünfzehn Minuten auf die betroffenen Hautstellen auflegen.
- Auch gegen trockene, spröde und rissige Lippen gibt es ein Naturmittel: Waschen Sie eine rohe Kartoffel gut ab, schneiden Sie sie in zwei Teile und reiben Sie zwei Minuten lang mit den Schnittflächen über die Lippen. Zusätzlich sollten Sie die Lippen morgens und abends mit etwas Honig einreiben.

UV-Licht für die Haare Viele, die sich in diesen Tagen auf die Sonnenbank legen, um die Haut für den Sommer etwas vorzubräunen, setzen eine leichte Kopfbedeckung auf, um die Haare zu schützen. Ein verbreiteter Irrtum. Das Licht der Sonnenbank ist eine Wohltat für die Kopfhaut und für die Haare. Das UV-Licht fördert die Durchblutung. Dadurch werden die Haarwurzeln gestärkt.

- Menschen mit heller Haut bekommen jetzt oft die ersten Sommersprossen. Pressen Sie jeden Tag den Saft von einer Zitrone aus und reiben Sie damit die Haut ein. Oder nehmen Sie Meerrettichmilch: 250 ml Milch aufkochen, 20 g geriebenen Meerrettich dazugeben, noch einmal aufkochen. Kalt werden lassen, durchseihen, erwärmen. Ein Leinentuch eintauchen, auswringen und nur fünf bis sieben Minuten auflegen.

Sommerrheuma & Co.: die Wehwehchen des Sommers

Das verbindet man zwar nicht unbedingt mit dem Sommer, kommt aber leider auch vor, und gar nicht mal selten: kleinere und größere gesundheitliche Probleme. Damit man diesen richtig begegnet und sich die schönste Zeit des Jahres nicht vermiest, hier einige Anregungen.

Leider kein Einzelfall – Sommerrheuma Damit rechnet man im Sommer nun wirklich nicht, das schreibt man eher der nasskalten Jahreszeit zu, aber leider nimmt in den letzten Jahren die Zahl der Rheumaerkrankungen im Sommer drastisch zu, sogar junge Menschen sind betroffen. Auch wenn es sich hier meist um leichtere Fälle handelt, die Lebensqualität ist allemal erheblich eingeschränkt.

Die typischen Symptome: ziehende, stechende Schmerzen in den Schultern, im Nacken, in den Armen und Händen, aber auch in den Knien sowie im Rücken.

Gefährdet sind all jene, die bei schlechtem Wetter zu leicht bekleidet sind oder beim Freizeitsport ins Schwitzen kommen und dann mit feuchter Kleidung herumlaufen – das schwächt die natürlichen

Abwehrkräfte. Aber auch zu lange »Badesessions« im kalten Wasser können zu rheumatischen Beschwerden führen – man spricht vom »Baderheuma« oder vom »Mittelmeerrheuma«.

Gegen die Schmerzen gibt es einige Tricks:
- Die heiße Dusche am Morgen, wenn die Gelenke besonders steif sind. Vorher oder nachher Gymnastikübungen machen.
- Massage der betroffenen Körperstellen mit Propolismassagecreme aus dem Bienenstock (Apotheke), mit Kamillenöl oder mit Olivenöl.
- Auf Vitamin-C-reiche Ernährung achten: Paprikaschoten, Petersilie, Schnittlauch, Grapefruits.
- Regelmäßige Saunabesuche oder Wannenbäder (einmal pro Woche) mit Moorextrakt oder mit Wacholderöl-Badezusatz.
- Israelische Wissenschaftler an der Universität Tel Aviv haben herausgefunden: Das beste Rezept, das Sommerrheuma rasch zu lindern, sind Schlammpackungen oder Schwefelbäder.
- Das Wichtigste aber ist die Behandlung von innen her, durch die Einnahme von hoch dosiertem natürlichen Vitamin E (Apotheke) über einen längeren Zeitraum. Empfohlene Ration: täglich eine Kapsel mit 500 internationalen Einheiten Vitamin E. Es ist erwiesen, dass natürliches Vitamin E die Entzündungsvorgänge, die bei Rheuma im Organismus entstehen, bremst und die Körperzellen vor der Zerstörung durch aggressive Sauerstoffradikale schützt.

Rheumabeschwerden Studien an der Universität Paris haben ergeben, dass der noch vor Kurzem belächelte Brennnesseltee bei Rheumabeschwerden hilft. Brennnesselblätter enthalten Flavone und phenolische Karbonsäuren, die jene Botenstoffe im Körper hemmen, welche die Schmerzen auslösen und Gelenkknorpel zerstören.

Die Erfolge dieser Behandlung mit Vitamin E sprechen für sich: In leichten Rheumafällen besserten sich die Schmerzen nach sechs Wochen, in schweren Fällen konnten die schweren Rheumamedikamente um fünfzig Prozent reduziert werden.

Schwere Beine Leider auch kein Einzelfall im Sommer – schwere, dicke Beine mit spannender und juckender Haut, vor allem bei Frauen. Der Grund sind Wassereinlagerungen in den Beinen aufgrund einer Venenschwäche, die sich manchmal erst jetzt bei steigenden Temperaturen zeigt. Die Wärme erweitert die Wände der Blutgefäße (bereits ab 23 °C Außentemperatur), sodass die Blutzirkulation des Blutes gedrosselt wird. Dadurch kommt es zu Stauungen des Blutes und damit zu einem Anschwellen der Beine. Abhilfe schafft man mit ein paar einfachen Maßnahmen:

- Die pralle Sonne möglichst meiden, die Venen fühlen sich im Schatten wohler.
- Auch wenn hochhackige Schuhe schicker aussehen mögen – leichte Schuhe mit flachen Absätzen tragen.
- Sehr ratsam: viel barfuß gehen, zu Hause oder auf einer Wiese. Das stärkt speziell jene Muskeln, die für den Rücktransport des Blutes aus den Beinen mitverantwortlich sind.

Kraft der Zitrone Wenn Ihre Beine an heißen Tagen schwer werden, sollten Sie die Kraft der Zitrone nützen. Sie enthält Bioflavonoide, welche die Gefäße stärken. Gönnen Sie Ihren Venen eine sanfte Zitronenölmassage: sechs Esslöffel Weizenkeimöl werden mit sechs Tropfen Zitronenöl, zwei Tropfen Wacholderöl und zwei Tropfen Zypressenöl vermischt. Damit müssen die Beine täglich von unten nach oben massiert werden.

- Überhaupt ist viel Bewegung das Motto. Aufs Auto und den Fahrstuhl so oft wie möglich verzichten. Auf Zehenspitzen umhergehen, dabei auf und ab wippen. Im Sitzen die Füße kreisen.
- Wann immer es geht: die Füße hochlegen.
- Mehrmals am Tag fünf Minuten kalte Wadengüsse mit der Dusche machen, beginnend bei den Zehen, dann den Wasserstrahl langsam hochführen.
- Oft schwimmen gehen.
- Und hier ein wirkungsvolles erfrischendes Naturrezept: Verrühren Sie einen Esslöffel Franzbranntwein mit Menthol in 250 ml Wasser, tränken Sie darin ein Paar Nylonstrümpfe und tragen Sie sie dann zwanzig Minuten lang.
- Erleichterung pur sowohl für gesunde als auch für kranke Beine: Stütz- oder Kompressionsstrümpfe. Wer keine Probleme mit den Beinen hat, sollte einige Stunden am Tag Stütz- oder Kniestützstrümpfe tragen. Das ist vorbeugend, wirkt der Ausweitung der Venen entgegen. Wer bereits Probleme mit den Venen hat, der sollte sich vom Apotheker Kompressionsstrümpfe nach Maß anfertigen lassen. Die Krankenkasse übernimmt immerhin achtzig Prozent. Zum Glück sind Stütz- oder Kompressionsstrümpfe heutzutage nicht mehr die hässlichen Gummistrümpfe von früher, sie werden inzwischen aus feinstem, elastischem Varilind-Gewebe hergestellt, sehen aus wie moderne Nylons.

Mit Kälte gegen Sommerkopfschmerz Gerade bei großer Hitze, bei extremem Wetterwechsel oder bei Gewitterlagen leiden viele an Alltagskopfschmerzen oder an Migräne. Auch wenn sie meist nicht lange anhalten – sie können einem den Tag zur Hölle machen. Übrigens – auch intensive geistige Arbeit oder Überanstrengung beim Freizeitsport können den Sommerkopfschmerz auslösen.

Hausmittel, die im Winter bei Kopfschmerzen oft erfolgreich sind, wirken leider im Sommer meist nicht, wie ärztliche Erfahrung gezeigt hat. Dazu gehören Kopfmassagen, heiße Duschen in den Nacken, eine heiße Wärmflasche auf dem Kopf, eine Wollmütze, Einreibungen von Stirn und Schläfen mit Franzbranntwein, Majorantee, Baldriantee oder Melissentee. Bevor man jetzt entmutigt zu Schmerzmitteln greift, sollte man es dennoch erst einmal mit Naturmitteln versuchen. Denn es gibt Hoffnung, von Deutschlands Kopfschmerzpapst Prof. Dr. Wolfgang Forth aus München, der herausgefunden hat, dass gegen Sommerkopfschmerz ganz einfach Kälte hilft – ganz nebenwirkungsfrei. Auf den Einsatz von Kopfschmerzmitteln kann entweder ganz verzichtet werden oder er kann stark reduziert werden. Die Anwendung von Kälte zu therapeutischen Zwecken nennt man in der Medizin Kryotherapie, es werden meist Kältesprays auf der Basis von Ethylchlorid und Fluormethan angewandt.

Die Methode von Prof. Dr. Forth ist ganz einfach. Man braucht dazu zwei handelsübliche Kühlkissen, ein Leinenhandtuch und eine Nackenrolle mit waschbarem Überzug (keine Schaumstoffrolle verwenden!). Ein Kühlkissen wird aus dem Tiefkühlfach genommen (das andere bleibt als Reserve) und in das Handtuch eingeschlagen. Nun legt man die Nackenrolle auf das Kühlkissen und bettet den Nacken auf die Rolle. Wird die Rolle warm, die Rolle einfach ein wenig weiter drehen. Die Kälte, die so zum Kopf gelangt, wirkt schmerzstillend, ist wohltuend und bringt oft schon nach Minuten Erleichterung.

Keine Chance der Sommergrippe In den letzten Jahren leiden mehr und mehr Menschen an der Sommergrippe – wobei Ärzte der WHO festgestellt haben, dass zweiundneunzig Prozent der Bevölkerung selbst schuld an ihrem Leiden sind. Warum? Weil man im Sommer unvernünftig lebt, sein Immunsystem leichtfertig schwächt.

Hier ein paar Tipps, um es besser zu machen:

- Auch gegen den größten Durst niemals mit eiskalten Getränken angehen. Getränke nicht übertrieben mit Eiswürfeln kühlen, das kühlt den Körper von innen zu sehr aus.
- Auch bei Hitze gilt: Zugluft meiden. Besonders gefährlich ist das für ältere Menschen und kleine Kinder.
- Übertriebene Sonnenbäder vermeiden, sie schwächen die natürlichen Abwehrkräfte.
- Nicht in verschwitzten Anziehsachen umherlaufen, man kühlt rasch aus. Badebekleidung in zweifacher Ausführung mitnehmen, damit man nicht in nassem Badeanzug herumlaufen muss.
- Nicht zu lange in kaltem Wasser schwimmen, ein unterkühlter Körper wird schneller krank – gilt vor allem für Kinder.
- An etwas kälteren Sommertagen die Kleidung entsprechend anpassen.
- Auch das gibt's: kalte Füße im Sommer aufgrund von Durchblutungsstörungen. Dagegen helfen heiße Fußbäder, Fußmassagen, Knoblauch, Gingkodragees aus der Apotheke.
- Wichtig ist der richtige Umgang mit einer Klimaanlage, z. B. am Arbeitsplatz. Wenn Sie das nicht können, schalten Sie sie lieber aus. Wichtig ist warme Kleidung in den klimatisierten, kühlen Räumen. Sonst ist die Grippe rasch vorprogrammiert, wenn man aus der Hitze draußen in die »eisige Kälte« drinnen kommt. Zu stark eingestellte Klimaanlagen sind oft schuld an geschwollenen, stark geröteten Augen. Sehr wirksam dagegen: Zwei gehäufte Teelöffel Lindenblüten mit 250 ml heißer Milch überbrühen, fünfzehn Minuten zugedeckt ziehen lassen, dann durchseihen. Ein Leinentuch

mit der lauwarmen Milch tränken, leicht auswringen und zehn Minuten lang auf die geschlossenen Augen legen.

Mit diesen Tipps im Hinterkopf sollte es gelingen, der Sommergrippe aus dem Weg zu gehen und den Sommer uneingeschränkt zu genießen.

Gewappnet gegen Salmonellen Im Sommer haben diese heimtückischen Erreger Hochsaison: gemeint sind die Salmonellen. Laut Expertenmeinung werden sie immer hartnäckiger und befallen immer mehr Lebensmittel. Während man sich früher vor allem vor Fleisch, Eiern und Kartoffelsalat an heißen Tagen in Acht nehmen musste, so können heute sogar Kartoffelchips mit Paprika betroffen sein – jedenfalls wenn sie schlecht gelagert sind.

Was sind Salmonellen eigentlich genau? Ganz einfach: stäbchenförmige Bakterien, die Magen- und Darmerkrankungen hervorrufen können. Es gibt mehr als zweitausend Salmonellenarten; die gefährlichste ist die Salmonella enteritidis, von der bereits eine einzige Bakterie das komplette Verdauungssystem eines Menschen für Tage durcheinanderbringen kann. Salmonellen kommen im Boden, in Pflanzen, Futtermitteln und in Exkrementen von Mensch und Tier vor.

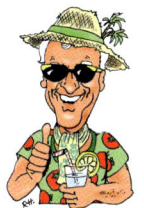

Übrigens Besonders anfällig für Salmonellen sind rohes Fleisch, Wild, Innereien, Krusten- und Schalentiere, Wurstwaren, ganz speziell Hackfleisch, Geflügel frisch und tiefgefroren, Eier, Soßen, Mayonnaisen, Desserts aus rohen Eiern (z. B. Tiramisu), Speiseeis, Kartoffel- und Fleischsalat. Eine Krux der modernen Massentierhaltung: Durch sie können sich die Salmonellen schnell ausbreiten.

Besonders gut vermehren sich Salmonellen in aufgewärmten Speisen, in rohen oder zu wenig erwärmten Eiern, ebenso bei zu geringem Erhitzen von Lebensmitteln in der Mikrowelle, bei mangelhafter Kühlung von verderblichen Speisen und bei Kontakt zu bereits infizierten Menschen. Die ideale Temperatur zur Verbreitung der Salmonellen beträgt etwa 37 °C.

Die typischen Symptome einer Salmonelleninfektion: Bauchschmerzen, Durchfall, Übelkeit, Fieber, Erbrechen. Besonders gefährdet sind ältere Menschen und Kinder, chronisch Kranke und immunschwache Leute. Eine Salmonelleninfektion dauert meist ein bis drei Tage, in Ausnahmefällen auch länger. Im Extremfall kann eine Salmonelleninfektion sogar zum Tod führen. Gerade im Sommer liest man immer wieder von verheerenden Infektionen in Altenheimen. Das liegt daran, dass das Sonntagsessen oft schon am Freitag zubereitet und am Sonntag dann nur noch aufgewärmt wird. Und natürlich sind alte Menschen aufgrund der altersbedingten Schwächung ihrer Abwehrkräfte wie oben gesagt ohnehin beliebte Opfer.

Es gibt aber die Möglichkeit, es gar nicht erst zu einer Infektion kommen zu lassen, wenn man ein paar Regeln beherzigt:

- Nur frische Eier kaufen – und niemals welche, deren Schale beschädigt ist – und sie im Kühlschrank aufbewahren, maximal

Hilfreicher Brottrunk Dr. Markus Gaisbauer, Chefarzt im Krankenhaus Bad Königshofen, weiß, wie man sich vorbeugend vor Salmonellen schützen kann: Trinken Sie jeden Tag einen viertel Liter Brottrunk aus dem Reformhaus, am besten mit Wasser verdünnt. Die Sauerteigbakterien stärken die Darmflora, sodass Krankheitserreger rasch ausgeschaltet werden.

drei Wochen nach dem Legedatum. Fürs Frühstücksei nur wirklich frische Eier nehmen und mindestens vier Minuten kochen. Das Spiegelei beidseitig braten. Rühreier intensiv durchbraten.

- Fleisch und sonstige Speisen stets gut durchbraten, auch im Inneren (Temperatur sollte 70 °C betragen).
- Tiefgefrorenes Geflügel im Kühlschrank auftauen, Tauwasser wegschütten. Es darf mit keinem anderen Nahrungsmittel in Verbindung kommen. Tücher, Töpfe, Küchengeräte und Hände nach dem Umgang mit Geflügel gründlich mit heißem Wasser reinigen.
- Paniermehlreste, die mit rohen Eiern in Berührung gekommen sind, wegwerfen, nicht weiterverwenden.
- Oberstes Gebot ist, auf Hygiene in der Küche achten. Putzschwämme und Lappen häufig wechseln.
- Leicht verderbliche Lebensmittel wie Fisch, Fleisch, Mayonnaise im Kühlschrank bei minus 6 °C aufbewahren. Nach Möglichkeit an heißen Tagen auf Kartoffelsalat, Tiramisu, Pudding, Cremes mit rohem Ei und auf Hackfleisch (Faschiertes) verzichten.
- Zimt bekämpft Salmonellen, wie Studien an der Universität von Mexiko ergeben haben. Essen Sie öfter Milchreis mit Zimtpulver. Trinken Sie auch Ihren Cappuccino mit Zimtpulver, das einfach darübergestreut wird.

Gesunder Schlankmacher Gurke

Im Sommer haben die heimischen Freilandgurken Hochsaison. Leider werden sie völlig unterschätzt, und das völlig zu unrecht, denn sie haben wirklich viele Vorzüge: Sie sind preisgünstig, schmecken gut, enthalten viel Wasser, haben wenig Kalorien und sind von daher perfekte Schlankmacher. Darüber hinaus sind sie in gewissem Maße eine Naturarznei.

Aufgrund ihres hohen Flüssigkeitsgehaltes (sie bestehen zu fünf-
undneunzig Prozent aus Wasser) sind Gurken an heißen Tagen ideale Durstlöscher. Nicht ohne Grund nannte man sie in der Antike
die »Wasserflasche aus dem Gemüsegarten«.

Und hier die gesunden Vorzüge der Gurke auf einen Blick:
- Sie enthält das Enzym Erepsin, das Eiweiß spaltet und so die Verarbeitung und Verdauung von Fleisch verbessert.
- Aufgrund ihres hohen Wassergehalts sind die enthaltenen Vitamine, Mineralstoffe und Spurenelemente in der Gurkenflüssigkeit
gelöst und können daher vom Organismus besonders schnell und
leicht aufgenommen werden. Durch den raschen Übergang vom
Magen in den Darm wird die Aufnahme der Vitalstoffe noch zusätzlich beschleunigt.
- Die Gurke ist wie gesagt ein perfekter Schlankmacher, da sie kein
Fett und extrem wenig Kalorien enthält und dennoch rasch und
dauerhaft satt macht. Der Körper holt sich das notwendige Fett
für den Stoffwechsel aus den eigenen Reserven aus Hüften und
Bauch. Diättipp: fünf Tage lang einmal täglich eine große Portion
Gurkensalat essen – die Pfunde purzeln zusehends.
- Der hohe Gehalt an Vitamin E sorgt bei Gicht- und Rheumakranken
für eine Linderung der Schmerzen.

Die letzte Gurke Auch wenn der Herbst noch nicht da ist: Wenn Sie
im Herbst die letzten heimischen Gurken verzehren, sollten Sie
die Kerne aufheben und trocknen. Einen Teelöffel voll in einem
Mörser in kleine Stücke zerstoßen und in einer Tasse mit 750 ml
kochendem Wasser übergießen. Das Ganze fünfzehn Minuten
ziehen lassen, durchseihen und abkühlen lassen. Lauwarm trinken. »Gurkentee« stärkt die Nieren und die Blase für kalte Tage.

• Das enthaltene Kupfer bekämpft Gelenkentzündungen.

• Und noch mehr Vorzüge kurz und knapp: Gurken reinigen und entgiften den Darm, lindern Nieren- und Blasenbeschwerden, stärken Immunsystem und Bindegewebe, helfen gegen Verstopfung, entlasten das Herz und geschwollene Beine, aktivieren durch die Bitterstoffe Leber und Galle und entsäuern mit ihrem extrem hohen Basenüberschuss den Organismus bei zu hohem Fleischkonsum und bei Stress.

• Ein Tipp für all jene, die Gurken schlecht vertragen und Magenbeschwerden und Blähungen bekommen: Mit viel Kümmel werden sie bekömmlich.

• Aber die Gurke kann noch mehr: Sie macht auch schön. Gurkenscheiben auf der Haut versorgen den Teint mit viel Flüssigkeit und wertvollen Vitalstoffen wie etwa Magnesium, Kalium, Kupfer und Betacarotin. Hier das Rezept für eine erfrischende und verjüngende Gesichtsmaske: eine halbe Gurke zu einem Brei verreiben, zwei Teile davon mit einem Teil Quark verrühren. Dick auf die Haut auftragen, fünfzehn Minuten einwirken lassen.

Wenn das nicht überzeugende Argumente für eine Aufwertung des Rufs der Gurke sind …!

Die Grapefruit hat es in sich

Die Grapefruit ist die perfekte Sommerfrucht – sie löscht mit ihrem bittersüßen Geschmack hervorragend den Durst. Mit ihrem hohen Gehalt an Vitaminen, Mineralstoffen, Spurenelementen, Pflanzenfarbstoffen und Enzymen ist sie zudem überaus gesund. Ihre Vorzüge kurz und knapp auf einen Blick:

- Grapefruits fördern den Abbau von Fettzellen im Körper und sind daher ideal zum Abnehmen.
- Aufgrund ihres hohen Vitamin-C-Gehalts stärken sie das Immunsystem – Sommererkältungen haben da einen schweren Stand.
- Die Hormonproduktion wird angekurbelt.
- Sie entgiften den Darm und schützen die Darmflora.
- Sie helfen bei Venenproblemen, z. B. Krampfadern und Hämorrhoiden.

Wer allerdings zu Nierensteinen, Sodbrennen oder saurem Aufstoßen neigt oder allergisch gegen Zitrusfrüchte ist, sollte zurückhaltend beim Verzehr von Grapefruits sein.

Die Grapefruit hat noch mehr gesunde Power in sich – und zwar in ihren Kernen, wie ein amerikanischer Wissenschaftler kürzlich entdeckte. Sie enthalten die Substanzen Glykoside und Polyphenole, die das Wachstum von Bakterien und Pilzen hemmen, sowie Bioflavonoide, die Entzündungen bekämpfen. Aus Grapefruitkernen wird ein Extrakt gewonnen, der gezielt in der Naturmedizin angewendet wird – mit großem Erfolg bei den unterschiedlichsten gesundheitlichen Problemen: bei Zahnfleischentzündungen, Halsschmerzen, Verdauungsproblemen, starkem Körpergeruch, Akne, Fußpilz und Schuppen.

Paradontitis An heißen Sommertagen kommt es oft zu Zahnfleischbluten. Das ist das Anzeichen für eine beginnende Paradontitis. Ein anderes wirksames Naturrezept: Spülen Sie die Mundhöhle morgens und abends mit Kamillentee aus. Und reiben Sie zwischendurch das Zahnfleisch mit Kamillentinktur ein, die Sie zuvor mit etwas Wasser verdünnen. Zuvor aber bitte die Hände waschen. Und suchen Sie bald den Zahnarzt auf.

- Bei Zahnfleischentzündungen: Man gibt zehn Tropfen Grapefruit-kernextrakt in 250 ml lauwarmes Wasser und gurgelt damit.
- Bei einer Darminfektion: dreimal täglich sieben Tropfen Grapefruit-kernextrakt in einem Glas Wasser verrühren und die Mischung in kleinen Schlucken trinken.
- Bei Körpergeruch: nach dem Duschen die Achselhöhlen, Nacken und Rücken mit einem Gemisch aus zwanzig Tropfen Grapefruit-kernextrakt und einem halben Liter Wasser einreiben.
- Bei Akne, Fußpilz und Schuppen: ein paar Tropfen Grapefruitkern-extrakt ins Duschbad, in die Waschlotion oder ins Haarshampoo geben.

Vorsicht: Unverdünnt kann der Extrakt Bindehautreizungen in den Augen hervorrufen. Und er ist in größeren Mengen giftig.

Lästige Plagegeister: Mücken, Wespen & Co.

Das ist die weniger schöne Seite des Sommers – die Invasion der fliegenden Plagegeister. Mücken, Wespen, Bienen etc. umschwir-ren uns jetzt zu Dutzenden und können einem so manchen Grillabend, so manchen Kaffeeklatsch im Garten verderben. Aber es gibt zum Glück Möglichkeiten, sich gegen die kleinen Nervensä-gen zu wappnen.

Hilfe, die Mücken sind da! Gerade in den Abendstunden fallen die Mücken liebend gerne über uns Menschen her und bedienen sich an unserem Blut – auch ohne unser Einverständnis. Unglaublich: Es gibt rund tausendfünfhundert verschiedene Mückenarten. Da ist es ein schwacher Trost, dass nur hundertdreißig von ihnen stechen, und von diesen wiederum nur die Weibchen. Sie brauchen das im Blut enthaltene Protein zur Reifung ihrer Eier. Die Männchen dagegen trinken ganz artig Blütennektar.

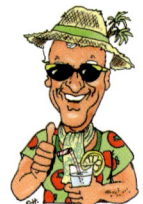 *Übrigens* Das Phänomen, dass manche Menschen häufig von Mücken gestochen werden, und andere kaum oder gar nicht, ist bekannt. Wie ärgerlich, wenn man selbst Opfer ist, während die anderen Familienangehörigen unbehelligt bleiben! Des Rätsels Lösung: Mücken schätzen besonders jene Menschen, die besonders viele Pheromone – Hormone, die für die sexuelle Anziehungskraft verantwortlich sind – besitzen. Ein kleiner Trost: Mücken-Opfer sind sexy!

Das ist natürlich kein Grund, sich nicht vor Mücken zu schützen.

- Abends und im Schatten Kleidung, die Arme und Beine bedeckt, tragen, am besten aus Leinen oder Baumwolle, und möglichst nicht in grellen Farben wie Gelb und Orange.
- Häufig duschen – Mücken mögen Schweißgeruch.
- Wenn man abends nach Hause kommt, immer erst die Fenster schließen, bevor man das Licht anmacht. Einfachste Lösung: Fliegengitter anbringen.

Quendeltee gegen Mücken Es gibt noch ein Mittel, sich die Biester vom Leibe zu halten, mit Tee aus Quendel, dem wilden Bruder des Thymians: einen gehäuften Teelöffel Quendel mit einer Tasse kochendem Wasser übergießen, acht Minuten ziehen lassen, dann durchseihen. Mit dem lauwarmen Tee reibt man die mückengefährdeten Hautstellen ein.

- Kinder sollte man im Bett mit einem Moskitonetz schützen.
- Mücken mögen keine Zitronen und keine Nelken: Stellen Sie neben dem Bett eine mit Gewürznelken gespickte Zitrone auf.
- Auch diese Düfte schrecken Mücken ab: Lavendelöl, Nelkenöl, Eukalyptusöl und Lorbeeröl. Dies kann man auf unbedeckten Hautpartien verreiben. Auch wirksam: eine Mischung aus Apfelessig und Wasser im Verhältnis eins zu eins auftragen. All diese Mittel sind mehrfach wirksam: Zum einen wirkt der Geruch abschreckend, zum anderen verlieren die Mücken durch ihn die Orientierung. Außerdem können sie sich beim Landeanflug auf die Haut die Hinterbeinchen an den scharfen ätherischen Ölen verbrennen, sodass sie lieber gleich wieder durchstarten.
- Man kann die Mücken auch mit anderen Waffen schlagen – mit reichlich Knoblauch oder der Einnahme eines Präparats mit B-Vitaminen –, die Mücken mögen diese Ausdünstungen nicht.
  Wenn die Mücke dann doch einen Treffer landen konnte, ist der lästige Juckreiz sofort da. Am besten behandelt man den Stich sofort:
- Die Stichstelle mit einem Eiswürfel aus dem Tiefkühlfach einreiben.
- Linderung verschafft auch das Einreiben mit der Schnittfläche einer aufgeschnittenen Zitrone oder Zwiebel.
- Kochsalz, mit etwas Speichel auf der Stichstelle verrieben, wirkt Wunder. Wer sich ekelt, nimmt statt der Spucke einen nassen Waschlappen, auf die er das Salz streut.
- Auch australisches Teebaumöl lindert den Juckreiz.

Gefährliche Stiche von Wespen und Bienen Gerade im Spätsommer, wenn das Obst reif wird, sind sie zur Stelle und plagen ganz schön: Wespen und Bienen. Da macht mancher Biergarten- oder Cafébesuch keinen Spaß mehr, wenn man sein Bier oder seinen Kuchen gegen die Plagegeister verteidigen muss. Während des Stechens geben die Tiere ihr Gift in die Haut des Opfers ab, es bildet sich eine brennende, rote Quaddel. Und leider sind ihre Stiche nicht nur schmerzhaft, sondern auch alles andere als harmlos – besonders für diejenigen, die auf Wespen- und Bienengift allergisch reagieren. Das kann schnell lebensgefährlich werden. Ein Test zeigt, ob eine Insektengiftallergie vorliegt. Diese entwickelt sich immer erst nach einem Stich und tritt frühestens beim nächsten Stich auf.

Die typischen Anzeichen einer Allergie auf Wespen- und Bienengift sind: heftige Schwellungen rund um die Einstichstelle, begleitet von Atemnot, Schwellungen im Gesicht und am Hals, eventuell starke Hautrötungen. Zeigen sich diese Reaktionen, sofort zum Arzt: Im Extremfall kann es zu einem lebensgefährlichen anaphylaktischen Schock kommen. Ein solcher Schock zeigt sich durch Brennen und Jucken an den Handflächen und Fußsohlen, im Rachenraum und an der Zunge, durch starke Atembeschwerden, ein Schwächegefühl und Hitzewallungen. Hier kann man eigentlich nicht noch erst einen Arzt aufsuchen, da muss sofort eine Notfallbehandlung her. Wenn man weiß, dass man diese Allergie hat, sollte man immer entsprechende Medikamente und ein Atemspray dabeihaben.

Man kann eine solche Allergie auch behandeln, vorzugsweise mit einer sogenannten spezifischen Immuntherapie, bei der über Jahre in kleinsten Dosierungen Bienen- oder Wespengiftextrakt injiziert wird, damit die Allergie-Empfindlichkeit herabgesetzt wird.

Sommerzeit – Insektenzeit Ein Insektenstich kann Entzündungen, Rötungen, Schwellungen und Schmerzen auf der Haut hervorrufen. Dagegen hilft Kieselsäurespray. Das darin enthaltene Silicium desinfiziert die Wunde, schließt die Stichstelle schnell und lässt Rötungen und Entzündungen rasch abklingen.

An oberster Stelle steht natürlich immer, die Gefahr eines Stiches von Wespen und Bienen so klein wie möglich zu halten:

- In der Nähe von Bienen oder Wespen rasche, hektische Bewegungen vermeiden – diese fühlen sich dann leicht angegriffen und wehren sich, indem sie stechen. Auch die Nähe von blühenden Blumen oder überreifem Fallobst meiden.
- Bei der Gartenarbeit sollte man sich entsprechend schützen: Kopfbedeckung, Handschuhe, Kleidung mit langen Ärmeln, lange Hosen.
- Generell gilt: keine Parfums, Haarsprays oder stark parfümierte Sonnencremes benutzen, das lockt die Biester nur an. Keine fliegenden, weiten Kleider, keine schwarzen Stoffe, keine farbigen Blumenmuster tragen. Besser: weiße, grüne und hellbraune Stoffe.
- Besondere Vorsicht ist beim Essen im Freien geboten: keine Süßigkeiten und keine Fleischreste herumliegen lassen.
- Niemals aus einer Flasche oder einer Dose trinken, die bereits geöffnet war.
- Niemals barfuß auf einer Wiese gehen.
- Vorsicht bei alten Ästen und Holzstücken. Das sind bevorzugte Plätze für Wespennester.
- Verschwitzte Kleidung sofort wechseln.
- Mülltonnen und Futterstellen von Tieren meiden.
- Schützen Sie sich mit Insekten abschreckenden Mitteln.

Schön im Sommer

Man will immer gut aussehen, aber besonders wichtig ist das im Sommer, denn schließlich ist man in dieser Zeit viel – und auch leicht bekleidet – unterwegs. Sehen und Gesehen werden, heißt die Devise. Allerdings verlangt Haut und Haaren der Sommer einiges ab. Da ist eine spezielle Pflege erforderlich, damit man das Gesehenwerden auch weiterhin genießen kann.

Sommer-Haut – schön und gesund Besonders gebeutelt im Sommer: unsere Haut. Die Sonne, häufiges Schwimmen – in vielen Fällen im Meer –, heißer Wind: Das alles trocknet die Haut aus, lässt sie schneller altern und greift ihren lebenswichtigen Säureschutzmantel an. Da ist es ganz wichtig, dass die natürlichen Abwehrkräfte in den Hautschichten gestärkt werden. Immundermatologie heißt das Zauberwort. Das bedeutet im Klartext: Die Haut muss von außen her so gepflegt und genährt werden, dass das Bindegewebe aufgelockert und bis in die tiefsten Hautschichten durchblutet wird. Nur so kann eine ausreichende Zellregeneration stattfinden, wird der Hautstoffwechsel günstig beeinflusst. Wichtig ist, dass die Haut trotz der ständigen Sonneneinwirkung elastisch, straff und geschmeidig gehalten wird und dass der schützende Säureschutzmantel nicht geschädigt wird. Wenn man dies beherzigt, schafft es die Haut ohne neue Falten über den Sommer, wirkt im Herbst nicht ledern und um Jahre gealtert.

So weit so gut. Und wie schafft man das? Ganz einfach: Mit einer besonders intensiven Pflege auf natürlicher Basis, etwa mit dem Öl der Jojobanuss, mit Kamillenöl, Aloe vera, Weizenkeimöl, Sonnenblumenöl, Avocadoöl, Vitamin A und E, Lavendelöl und

Hautpflege Speziell an heißen Tagen kann unser Körper über die Haut Gifte und Schadstoffe abbauen. Fördern Sie diesen Vorgang. Erwärmen Sie im Wasserbad etwas Sesam- oder Kokosöl und massieren Sie damit den ganzen Körper. Drei Stunden danach lauwarm duschen.

Bürzeldrüsenöl. Besonders empfehlenswert: Cremes, Lotions und Salben mit sehr hohem Anteil an Vitamin E, dem wichtigsten Schutzvitamin für die Haut im Sommer.

Sommerpflege für die Haare Auch die Haare wollen im Sommer besonders verwöhnt werden, um gut auszusehen. Sonne, Wind und Wasser, vor allem Salzwasser, setzen den Haaren so richtig zu, sie werden stumpf, glanzlos, brüchig und dünn. Während wir unsere Haut vielleicht noch vorbildlich pflegen, bleibt für die Haare bloß die übliche Wäsche. Das ist jetzt zu wenig. Wer Wert auf schöne Haare legt, sollte etwas mehre Energie darauf verwenden:

- Nach jedem Bad im Meer die Haare mit Süßwasser ausspülen. Wenn es am Strand keine Duschen gibt, hilft eine Flasche Leitungswasser.
- Haare immer nur lauwarm waschen. Ein mildes Shampoo mit natürlichem Protein aus der Apotheke verwenden; das schützt vor schädlichen Umwelteinflüssen und bewahrt den physiologischen pH-Wert der Kopfhaut. Möglichst auf das Föhnen verzichten, das geht im Sommer ja gut. Falls nicht, dann einen Mindestabstand von fünfzehn Zentimetern zwischen Föhn und Haar einhalten. Niemals gegen den Strich des Haares föhnen.
- Es gibt auch für die Haare besondere Pflegeprogramme, die auf den Sommer abgestimmt sind: Sprays, Gels und Öle, die das Haar mit einem hauchdünnen, mit natürlichen Pflegestoffen angereicherten Schutzfilm überziehen. Spezialshampoos mit Filterwirkung und After-Sun-Shampoos verhindern das Ausbleichen und Brüchigwerden der Haare.
- Regelmäßig eine Haarkur machen, am besten eine Intensivpflege mit Langzeitwirkung, die Vitamin E, Jojobaöl, natürliches Protein

sowie die Wirkstoffe Panthenol und Phytantriol enthält. Das stärkt die Widerstandskraft und verleiht mehr Elastizität, Fülle und Glanz. Anwendung: Nach der Haarwäsche das Wasser – ohne Abtrocknen – mit den Händen ausdrücken, dann die Haarkur großzügig auf die Haare auftragen und gleichmäßig mit einem Kamm von der Kopfhaut bis zu den Haarspitzen verteilen. Drei Minuten einwirken lassen, dann mit reichlich Wasser ausspülen.

• Und das gilt für das ganze Jahr: keine Kämme mit scharfen Zinken und Bürsten mit harten, kantigen Kunststoffborsten verwenden, lieber schonende Echthaarbürsten und Rundkuppenkämme.

Gesunde Füße im Sommer Und auch sie verdienen unsere Aufmerksamkeit, denn schließlich tragen sie unsere ganze Körperlast – und sind gerade im Sommer durch die hohen Temperaturen besonders belastet: unsere Füße. Dabei ist ein gesunder Fuß eine wichtige Voraussetzung für die Gesundheit des ganzen Körpers, speziell der Wirbelsäule und der Gelenke.

Regelmäßiges Fußtraining ist sinnvoll, das stärkt die Wirbelsäule:

• So auf die Stufe einer Treppe stellen, dass nur die vordere Hälfte der Fußsohle festen Untergrund hat, dann die Fersen beider Füße gleichzeitig auf und ab heben und -senken.

Heiße Füße Wer an heißen Sommertagen immer wieder an brennenden und schwitzenden Füßen leidet, kann mit einem einfachen Rezept Abhilfe schaffen: Nehmen Sie einmal am Tag ein lauwarmes Fußbad und massieren Sie danach die Füße mit Kampferöl ein, dem Sie einige Tropfen Rosmarinöl beimischen. Und laufen Sie einmal die Woche barfuß durch taufrisches Gras.

- Gerade hinstellen. Die Beine in den Knien überkreuzen und die Fersen heben und senken.
- Viel barfuß umherlaufen und dabei nur mit den Fersen und Zehen den Boden berühren.
- Im Sommer sollte man so oft wie möglich barfuß gehen, sowohl drinnen als auch draußen. Ausreichende Bewegung ist wichtig. Morgens Wassertreten im kalten Wasser in der Bade- oder Duschwanne. Bei anhaltenden Fußbeschwerden sofort zum Orthopäden.

Leider machen die Füße im Sommer auch gerne Probleme, gegen die man sofort angehen sollte:

- Bei Schweißfüßen die Füße einige Zeit jeden Tag fünfzehn Minuten in lauwarmem Wasser, vermischt mit einer Tasse Apfelessig, baden.
- Ein anderes Fußbad: vier Esslöffel Eichenrinde, drei Esslöffel getrocknete Walnussblätter und zwei Esslöffel Thymian mischen, die Mischung in einem Liter Wasser zehn Minuten kochen, durchseihen und in fünf Liter lauwarmes Wasser gießen. Darin die Füße fünfzehn Minuten baden.
- Bei brennenden, rissigen Fußsohlen helfen Fußbäder mit Kamillentee oder Einreibungen mit Hirschtalgsalbe.
- Bei müden und geschwollenen Füße nach einem heißen Sommertag hilft ein einfacher Trick: Schuhe und Strümpfe ausziehen, die Beine dreißig Minuten hoch lagern. Dann ein Fußbad: lauwarmes Wasser mit einer Handvoll Kochsalz, fünfzehn Minuten lang.
- Auch asiatischer Tigerbalm, Franzbranntwein oder Melissengeist helfen bei müden und geschwollenen Füßen. Sehr erfrischend: Reiben Sie die Füße mit Zitronenscheiben ein.
- Oberstes Gebot im Sommer: keine engen Schuhe und nur Socken und Strümpfe aus Naturfasern tragen.

Geistig fit auch bei Hitze

Mit dem Denken ist das bei großer Hitze auch so eine Sache, Konzentrations- und Leistungsfähigkeit nehmen rapide ab, man ist müde, wie ausgebrannt, häufig leidet man sogar unter Schwindel. Leider kann man sich das in den seltensten Fällen erlauben, schließlich muss man im Job ja die gewohnte Leistung bringen. Diese »Ausfälle« sind meist auf Durchblutungsstörungen und hitzebedingte Hirnleistungsstörungen zurückzuführen. Empfohlen werden hier ausschließliche natürliche Maßnahmen; viele Hausärzte, Neurologen, Psychologen und Psychiater raten zu einem umfassenden »Sommerprogramm« fürs Gehirn:

- In heißen Sommerperioden nicht zu viel und nicht zu lange vor dem Fernseher sitzen.
- Lieber mehr lesen, dabei kurze Passagen auswendig lernen.
- Gerade für kleinere Rechenaufgaben auf den Taschenrechner verzichten und lieber das Gehirn einschalten. Es braucht Nahrung, darf nicht »faulenzen«.
- Ein Wundermittel für die Wiederherstellung der Leistungskraft des Gehirns ist der Ginkgobaum. Der in seinen Blättern enthaltene Wirkstoff fördert die Durchblutung, reaktiviert Denkprozesse, bekämpft Vergesslichkeit und Schwindelanfälle. Den Extrakt gibt es in Form von Dragees in der Apotheke.

Ausreichend trinken im Sommer!

Ausreichend trinken ist immer wichtig, aber niemals so sehr wie im Sommer. Mangelnde Flüssigkeitsaufnahme kann schwerwiegende Folgen haben, gerade bei älteren Menschen:

- Mit dem Schweiß scheidet der Organismus auch diverse Mineral-salze aus. Diese aber sind für den Organismus lebenswichtig und müssen daher sofort nachgeliefert werden. Besonders wichtig sind jene, die die Mineralstoffe Magnesium, Kalzium und Kalium und eine Reihe von Spurenelementen nachliefern. Denn nur mit ihrer Hilfe können Muskeln, Herz, Nerven und Nieren funktionieren.
- Die lebensnotwendigen Mineralsalze werden dem Organismus in Form von Elektrolyten zugeführt, die in Wasser gelöst sein müssen, da sie nur dann in Ionen zerfallen, die sich im Körper rasch ihren Weg zu ihrem Bestimmungsort bahnen.
- Wichtig: In Leitungswasser und Limonaden sind diese Mineralsalze nicht ausreichend enthalten, ebenso nicht in Alkohol.
- Empfohlen wird: Mineralwasser, besonders jene Wasser mit einem hohen Anteil an Magnesium und Kalium. Es hat keine Kalorien, bringt nicht nur körperliches Wohlbefinden, sondern fördert auch die Gehirntätigkeit und die gute Laune. Wenn Sie in jedes Glas Wasser ein paar Tropfen Zitronensaft geben, verhindert das Vitamin C zudem, dass im Wasser etwa vorhandene Nitrite im Körper zu krebserregenden Nitrosaminen werden.
- Auch ideal: mit Wasser verdünnter Apfelsaft im Verhältnis eins zu drei oder lauwarme, ungesüßte Kräutertees. Besonders bewährt haben sich Hibiskus-, Pfefferminz-, Zitronenmelisse- oder Matetee. Gesüßte Getränke führen zu noch mehr Durst und machen dick.

Durstlöscher Wassermelonen Wenn Sie gerne Wassermelonen essen, dann greifen Sie jetzt zu. Sie sind an heißen Tagen ideale Durstlöscher, weil sie mit der Flüssigkeit viele Vitamine, Mineral-stoffe, Spurenelemente, Enzyme und Pflanzenfarbstoffe liefern. Außerdem regulieren Wassermelonen den Säuren-Basen-Haus-halt im Körper. Also: wunderbar nach Fleischgerichten.

Schwitzen ist gesund!

So unangenehm Schwitzen auch ist – es ist leider lebensnotwendig, denn über den Schweiß scheidet der Organismus nicht nur Wasser, sondern auch Giftstoffe und Stoffwechselschlacken aus – ein wichtiger Reinigungsvorgang des Körpers. Außerdem ist das Schwitzen sozusagen die körpereigene Klimaanlage des Menschen, damit unser Körper bei Hitze seine Körpertemperatur halten kann. Wenn diese Temperatur an sehr heißen Sommertagen 37 °C zu übersteigen droht, dann gibt das Zwischenhirn über die Nervenbahnen an die Haut den Befehl: abkühlen! Und über zwei Millionen Schweißdrüsen – vor allem in den Achselhöhlen, im Nacken, am Kopf, auf der Stirn, an Hand- und Fußflächen – beginnen ihre Arbeit, um den Körper abzukühlen. Es können bis zu acht Liter Schweiß ausgeschieden werden!

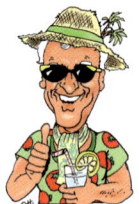 *Übrigens* Wenn der Schweiß austritt, ist er geruch- und farblos. Er beginnt erst zu riechen, wenn ihn Bakterien zersetzen. Also: regelmäßiges Duschen ist an heißen Tagen unerlässlich. Wie viel man schwitzt, kann man nicht beeinflussen, das wird vom vegetativen Nervensystem gesteuert. Dass man das Schwitzen nicht unterbinden darf, ist klar, aber eindämmen kann man es doch:

- Sinnvoll sind regelmäßige Saunabesuche, denn wenn der Körper die hohen Temperaturen gewohnt ist, gerät er an heißen Tagen nicht so leicht ins Schwitzen.
- Einen Liter Wasser mit einer halben Tasse Apfelessig mischen, einen Waschlappen eintauchen und damit den ganzen Körper abreiben, besonders die Achselhöhlen.

Kopfschweiß reduzieren Im Sommer leiden viele an übermäßigem Kopfschweiß, sehr oft die Folge von Nervosität, geistiger Überarbeitung und allgemeiner Schwäche. Ein wirksames Rezept: zwei Teelöffel getrocknete Salbeiblätter (aus der Apotheke) mit einer Tasse kochendem Wasser übergießen, fünfzehn Minuten ziehen lassen. Morgens und abends eine Tasse davon trinken.

- Mehrmals am Tag Hände und Füße in lauwarmes Wasser tauchen. Dabei ziehen sich die Schweißdrüsen zusammen.
- Auf ein Textiltaschentuch zwei Tropfen Lavendelöl und zwei Tropfen Salbeiöl geben und immer wieder daran riechen – das bremst die Schweißproduktion.
- Einige Tage lang, jeweils über den Tag verteilt, einen Liter Salbeitee trinken: einen Liter Wasser mit drei Esslöffeln Salbeiblättern drei Minuten kochen, durchseihen, lauwarm trinken.
- An heißen Tagen auf Alkohol, Kaffee, scharfe Gewürze, eiskalte Getränke und eiskaltes Duschen verzichten.
- Vorsicht: Wer auch an weniger warmen Tagen immerzu stark schwitzt, sollte zum Arzt. Das könnte ein Anzeichen für eine Krankheit sein.

Grillen: So wird's ein gesunder Genuss

Etwas gehört zum deutschen Sommer wie der Eiffelturm zu Paris: das Grillen, eines der beliebtesten Sommervergnügen der Deutschen. Es macht aber auch wirklich Spaß. Einen schönen Sommertag mit einem gemütlichen Grillabend im Garten, auf der Terrasse oder dem Balkon ausklingen zu lassen, dabei zart Gegrilltes essen … wunderbar.

Die Würstchen grillen, nicht die Hände Am Grill wird aus dem besonnensten Mann ein Draufgänger – jedenfalls wenn man die Berichte von Ärzten über steigende Zahlen von Verbrennungen beim Grillen hört. Dann tut rasches Handeln Not:

- Die erste und wichtigste Maßnahme: fünfzehn bis dreißig Minuten lang kaltes Wasser über die verbrannte Hautstelle laufen lassen, so lange, bis der brennende Schmerz nachlässt. Vorsicht: Eiswürfel und Eiswasser verstärken den Schmerz.
- Brandblasen nicht öffnen, sie sind ein Schutz für die Brandwunde. Da darf nur der Arzt ran.
- Nach dem Kühlen eine Hamamelissalbe (Apotheke) mit dem Wirkstoff Hametum auftragen. Sie wirkt entzündungshemmend und schmerzstillend.
- Bloß nicht auf die alten Hausmittel unserer Großmütter gegen Brandverletzungen zurückgreifen: niemals Öl, Essig oder Mehl draufschmieren.
- Wenn die Hamamelissalbe den ersten Reiz gelindert hat, andere natürliche Mittel einsetzen, um die Heilung zu beschleunigen, z. B. Umschläge mit dem Absud von Eichenrinde: eine Handvoll zerkleinerte Eichenrinde (Apotheke) mit einem Liter Wasser eine halbe Stunde lang kochen, durchseihen und etwas abkühlen lassen.

Neue Biernachrichten Zur Biergarten- und Grillsaison eine gute Nachricht für alle, die gern Bier trinken: Japanische Forscher haben herausgefunden, dass der Gerstensaft eine hervorragende medizinische Wirkung hat. Er neutralisiert im menschlichen Organismus krebserregende Stoffe, die durch Grillrauch und Grillruß ins gegrillte Fleisch übergehen.

Dann ein Leinentuch eintauchen, auswringen und auf die Haut auflegen.
- Bitte unbedingt beachten: Bei größeren Verletzungen (betroffene Hautfläche mehr als sechs Quadratzentimeter) unbedingt zum Arzt!

Gesund Gegrilltes Auch wenn das Grillen unfallfrei verläuft, sollte man einige Regeln beachten, damit das Vergnügen nicht gesundheitsschädlich wird:

- Rauch und Ruß, die von den glühenden Holzkohlen aufsteigen, enthalten große Mengen an krebserregenden Stoffen – polyzyklische, aromatische Kohlenwasserstoffe, beispielsweise Benzpyren. Benzpyren entsteht, wenn Fett vom Rost in die Glut tropft. Die Gifte steigen mit dem Rauch auf und gelangen ins Fleisch. Das kann man verhindern, indem man auf entsprechenden Abstand zwischen Glut und Grillgut achtet und starke Rauchentwicklung vermeidet. Das Fleisch sollte man erst auf den Rost legen, wenn die Glut mit weißer Asche überzogen ist.
- Ganz wichtig: Niemals gepökeltes Fleisch, Fleischwurst, Kasseler oder Räucherspeck grillen. Sie sind mit Nitratsalzen hergestellt, die durchs Grillen und beim Essen in Nitrosamine umgewandelt werden. Und diese wiederum erhöhen das Krebsrisiko.
- Eine gute Alternative zu Fleisch: vegetarisch grillen, etwa Tomaten, Maiskolben, Zucchini, Kartoffeln.
- Ein guter Tipp gegen die schädlichen Stoffe, die beim Grillen entstehen: zum Fleisch Beilagen reichen, die die Vitamine A, C und E enthalten: Paprikaschoten, Tomaten, Kiwis, Möhren, Kopfsalat, Radieschen, Maiskörner und Weizenkeimöl. Besonders der in Tomaten enthaltene rote Farbstoff Lycopen ist eine Geheimwaffe gegen die Umwandlung von Nitraten in krebserregende Nitrosamine.

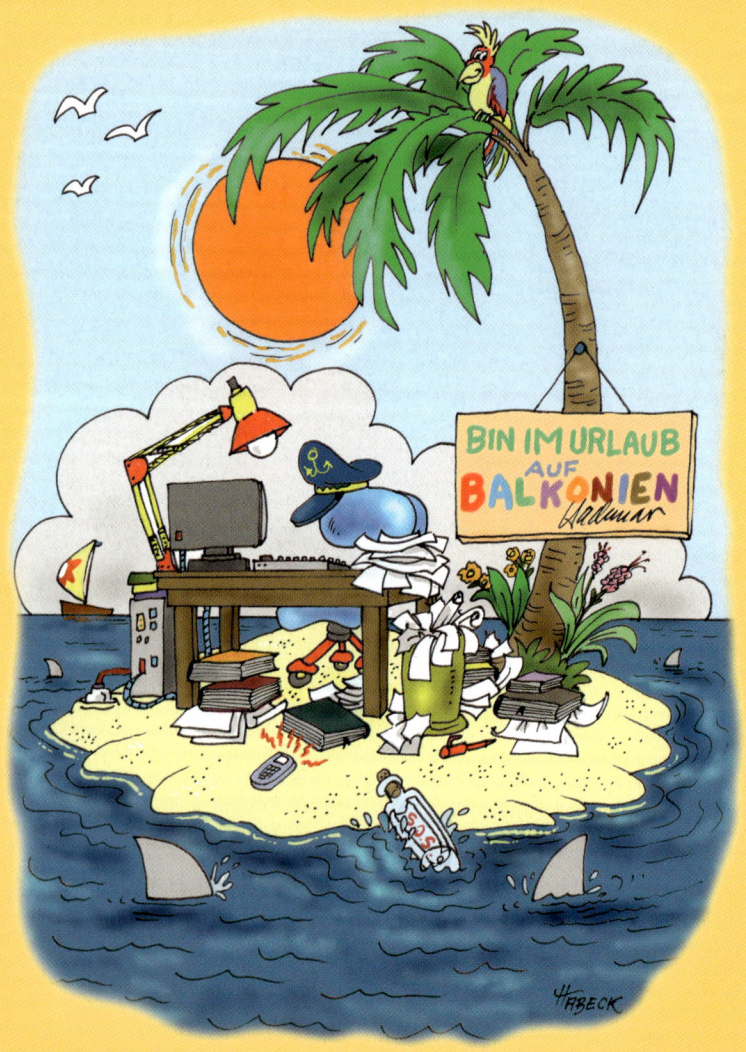

Urlaubszeit – Reisezeit?

Eine angenehm warme Nacht auf einem Campingplatz weit draußen in der Natur am Waldesrand. Ein Pärchen schläft eng umschlungen auf der Luftmatratze. Da plötzlich küsst sie ihn sanft und zärtlich wach. Er öffnet die Augen. Sie flüstert von Romantik erfasst: »Bitte, schau Dir doch einmal den dunkelblauen Himmel, die leuchtenden Sterne und den hellen Mond über uns an. Was sagt Dir das?« Noch im Halbschlaf fragt er: »Und, was sagt es uns?« Sie flötet: »Dass morgen schönes Wetter sein wird!« Da fährt er erschrocken auf und stellt entsetzt fest: »Quatsch, weißt Du, was uns das sagt?! Unser Zelt ist gestohlen worden …!«

Da hätte ich noch einen Sommerwitz. Die ganze Familie sitzt im Auto, fährt in die Ferien. Nach 100 Kilometern auf der Autobahn wird die Mutter kreidebleich im Gesicht: »Ich habe vergessen, zuhause in der Küche die Herdplatte abzustellen! Das ganze Haus kann abbrennen!« Der Vater bleibt gelassen: »Kann es nicht. Ich habe nämlich vergessen im Badezimmer nebenan den Wasserhahn abzudrehen!«

Damit Sie zum Start in die Ferien und dann im Urlaub nicht von solchen und ähnlichen Problemen belastet werden, damit Sie wissen, wie Sie den Reisestress meistern, wie Sie Schwimmunfälle vermeiden, sich vor Krankheiten in fremden Ländern schützen und dann – wieder daheim – die Urlaubserholung möglichst lange konservieren können, habe ich einige Anregungen und Tipps für Sie zusammengestellt.

Urlaubszeit – Reisezeit?

Für viele die schönsten Wochen im Jahr und so heiß herbeigesehnt – die Urlaubszeit! Und spätestens wenn es auf die großen Ferien zugeht, werden die meisten Menschen ganz kribbelig. Die Vorfreude, das Reisefieber haben sie gepackt, und manch einer kann es kaum erwarten, bis es endlich losgeht. Das Meer, die Berge, fremde Städte oder ein schöner Aktivurlaub locken – oder auch eine erholsame Zeit zu Hause.

Viel besser als sein Ruf – Urlaub zu Hause

Für die meisten bedeutet Urlaub ganz automatisch: verreisen. Dabei nimmt die Zahl derer, die ihre Ferien zu Hause verbringen, zu. Das kann mehrere Gründe haben: Mal mag es am Geld hapern, mal an der Zeit, vielleicht spielt auch die Gesundheit eine Rolle. Auch in Zeiten internationalen Terrors und steigender Kriminalität in den Urlaubsländern kann einem die Lust auf den Urlaub im Ausland schon einmal vergehen.

Doch nicht verzagen: Die schönste Zeit des Jahres muss keine verlorene Zeit sein, auch wenn man sie zu Hause verbringt. Es gibt so tolle Möglichkeiten – Ausflüge in die Umgebung, Schwimmbadbesuche, den eigenen Garten oder Balkon. Die Vorteile eines solchen Urlaubs zu Hause liegen auf der Hand:

- Man teilt seine freie Zeit nicht mit Massen anderer Urlauber, beispielsweise am Strand, in Restaurants, in der Eisdiele.

- Der Urlaub zu Hause ist Balsam für die Nerven, weil man endlich einmal Zeit für sich hat – und das in der vertrauten Umgebung. Das ist die Gelegenheit, Dinge zu tun, die man am liebsten zu Hause tut, zu denen man aber das ganze Jahr über keine Zeit hat: lesen, malen, einen Einkaufsbummel machen, einen neuen Fahrradweg in nächster Nähe ausprobieren, ins Kino gehen, Restaurants in der Umgebung testen.
- Für eine Hausfrau und Mutter allerdings kann ein solcher Urlaub zu Hause auch die Hölle werden, zumindest dann, wenn die anderen Familienmitglieder die Erwartung haben, von ihr bedient zu werden. Diese Gefahr droht natürlich auch bei Urlaub in einem Ferienhaus, wo sie für die Hausarbeit zuständig ist. Mein Tipp daher: Ob Ferien zu Hause oder in der Ferienwohnung – jeden Tag sollte ein anderes Familienmitglied das Frühstück für alle zubereiten, mindestens eine Mahlzeit täglich sollte auswärts eingenommen werden oder alle sollten sich gemeinsam darum kümmern. So wird die Mutter nicht auch noch in den Ferien zur Sklavin der anderen.

Unbestritten ist allerdings: Man muss einige Dinge beachten, damit der Urlaub zu Hause wirklich eine Erholung wird und nicht die Fortsetzung des Alltags mit anderen Mitteln. Es kann sonst schwierig sein, sich zu Hause wirklich zu erholen, da die Alltagspflichten wie Putzen, Einkaufen, Kochen ja auch während des Urlaubs bestehen bleiben. Voraussetzung für einen erholsamen Urlaub zu Hause ist, dass man lernt, mit den Ferien in den eigenen vier Wänden richtig umzugehen.

- Auch wenn es schwerfällt – das Telefon ruhig einmal klingeln lassen, zumindest für einige Tage. Ideal ist da ein Anrufbeantworter.
- Lassen Sie die Post ungeöffnet. Wenn überhaupt sichten Sie sie

erst in den letzten beiden Urlaubstagen. Natürlich müssen alle notwendigen Zahlungen und Termine vor dem Urlaub eingehalten worden sein.

- Reduzieren Sie Putzen und Einkaufen auf ein Minimum.
- Nutzen Sie die Zeit für angenehme Dinge: Ausflüge, Wanderungen, Radtouren, Zoobesuche, einige Kurztrips in die nähere Umgebung.
- Wenn das Wetter mitspielt: Verwandeln Sie den Balkon, die Terrasse oder den Garten in eine Urlaubs-Oase mit Liegestuhl, Sonnenschirm, einem Eimer Wasser für die Füße, wenn es zu heiß wird. Kaufen Sie sich ein paar neue CDs mit Ihrer Lieblingsmusik und frönen Sie dem süßen Nichtstun.
- Nutzen Sie vielleicht auch die Zeit für eine kleine Aufbaukur – mit Vitaminen, Spurenelementen und Mineralstoffen.

Schwimmen tut gut Nützen Sie die freie Zeit: Gehen Sie regelmäßig schwimmen. Rückenschwimmen ist besonders gesundheitsfördernd. Sie können damit die Rückenmuskeln und die Atemwege stärken. Wirbelkörper, Bandscheiben und Nerven in der Wirbelsäule werden durch Bewegung im Wasser vor Schäden geschützt.

Stressfrei in den Urlaub

Ein alljährlich wiederkehrendes Phänomen: Was als schönste Zeit des Jahres geplant war, die Urlaubsreise, endet in Enttäuschung. Der Grund: Oftmals sind die Erwartungen an den Urlaub so hoch geknüpft, dass die Realität ihnen nicht gerecht werden kann. Dabei ist es gar nicht so schwer, dass der Urlaub wirklich gelingt – man muss nur einige Regeln beachten. Und das geht bereits vor und mit dem Start in den Urlaub los:

- Viele wollen im Urlaub eine gute Figur machen – und daher schnell noch einige Pfunde loswerden. Doch davon ist abzuraten. Die reduzierte Kalorienaufnahme vermindert die Konzentration; ein gestörtes Reaktionsvermögen und ein geschwächtes Gedächtnis sind die Folge. Gerade wenn man mit dem Auto in die Ferien fährt, kann das fatale Folgen haben.

- Reisekrankheit vorbeugen: Jeder Vierte leidet auf einer Urlaubsfahrt, ob per Schiff, Flugzeug oder Bus, an der sogenannten Reisekrankheit – Übelkeit und Schwindelanfälle. Das muss nicht sein. Suchen Sie im Bus einen vorderen Platz, auf dem Schiff und im Flugzeug einen Sitz in der Mitte. Essen Sie vor der Reise nicht zu viel und nicht zu üppig. Kauen Sie Ingwerwurzeln, rohe Petersilie oder Reise-Kaugummi-Dragees.

- Lassen Sie sich vom Arzt oder Apotheker eine passende Reiseapotheke zusammenstellen. Sie sollten diese immer im Handgepäck bei sich tragen. Erstens ist der Koffer – speziell beim Fliegen und auch im Kofferraum des Autos – sehr oft großen Temperaturunterschieden ausgesetzt. Das tut vielen Medikamenten nicht gut. Zweitens kann der Koffer verloren gehen. Und dann ist auch Ihre medizinische Hilfe fort.

- Wenn Sie nachts mit dem Auto verreisen, sollten Sie vorher regelmäßig Naturprodukte verzehren, die reich an Vitamin A und Betacarotin sind oder den blauen Farbstoff Anthocan enthalten. Dazu gehören: Möhren, Spinat, Kopfsalat, Feldsalat, Tomaten, Pfirsiche, Aprikosen und Heidelbeeren. Das stärkt das nächtliche Sehvermögen. Aber dennoch nicht vergessen: Die Unfallgefahr ist nachts grundsätzlich größer.

- Unerlässlich für alle, die lange Strecken mit dem Auto zurücklegen: häufige Pausen einlegen. Nutzen Sie die Rast, indem Sie sich bewegen. Zehn Kniebeugen helfen schon. Recken und strecken Sie den ganzen Körper. Laufen Sie ein wenig hin und her. Steigen Sie aus, spannen Sie Gesäß und Bauch kräftig an und lassen Sie dann wieder locker, mehrmals wiederholen. Fäuste ballen und damit den Rücken links und rechts der Wirbelsäule auf und ab reiben. Das fördert die Durchblutung und entkrampft. Und während der Fahrt: bewusst aufrecht sitzen und die Schultern zurücknehmen und fest gegen die Rückenlehne drücken.

- Wenn Sie mit dem Flugzeug in den Sommerurlaub reisen, sollten Sie vor allem auf Langstrecken viel trinken, damit die Mundschleimhäute nicht austrocknen, was zu Halsschmerzen und Heiserkeit führen kann. Nehmen Sie stilles Mineralwasser, denn kohlensäurehaltiges Mineralwasser führt in Flughöhe zu Blähungen und Schluckauf. Die Wirkung von Alkohol wird verstärkt. Kaffee und Schwarztee führen zu einem Flüssigkeitsverlust, weil sie stark treiben.
  Während eines langen Fluges werden die Beine oft schwer und kalt und sie schwellen an. Ziehen Sie die Schuhe aus, legen Sie die Füße auf Ihrem Handgepäck hoch und massieren Sie sie. Lockern Sie die Kleidung. Bewegen Sie ständig Ihre Zehen. Für die Flugreise sollten Sie täglich eine Kapsel natürliches Vitamin E (200 Internationale Einheiten), nehmen. Dadurch wird das Blut flüssiger.
- Die ersten Nächte am Urlaubsziel sind oftmals alles andere als erholsam, die fremde Umgebung, das ungewohnte Bett. Verzichten

Nützliche Siesta Wenn Sie in einem südlichen, heißen Land Ferien machen, dann sollten Sie sich ein Beispiel an den Gewohnheiten der Einheimischen nehmen. Ziehen Sie sich in der Mittagszeit in einen kühlen Raum oder in den Schatten zurück und ruhen Sie sich aus. Wer mittags aktiv bleibt, bekommt allzu leicht Kreislaufprobleme oder Kopfschmerzen. Ein Erholungseffekt kann sich so nicht einstellen.

Sie dennoch auf Schlaftabletten, gehen Sie vor dem Zubettgehen lieber noch ein wenig draußen spazieren. Geben Sie fünf Tropfen Lavendelöl oder Baldrianöl auf ein Textiltaschentuch und legen Sie es auf das Kopfkissen. Oder trinken Sie 125 ml Wein. Achtung: Wenn Sie eine Klimaanlage in Ihrem Zimmer haben, dann sollten Sie nachts warme Kleidung tragen, etwa einen Jogginganzug. Sonst können Sie sich im Schlaf erkälten und der Urlaubsspaß ist zumindest für die nächsten Tage ganz gehörig eingeschränkt.

- Wenn Sie von der weiten Anreise in den ersten Tagen am Ferienort müde sind, holen Sie sich mit einem alten Indianerrezept neue Kraft. Gehen Sie ein bis zwei Stunden barfuß durch eine Wiese oder über einen weichen Sandstrand. Sie fühlen sich danach garantiert wie neugeboren.
- In den ersten drei Tagen am Ferienziel sollten Sie ruhen und entspannen, sollten sich nicht hektisch in Urlaubsaktivitäten stürzen. Die Statistik besagt: In diesen ersten drei Tagen ist das Immunsystem durch die Umstellung geschwächt. Infektionen haben leichtes Spiel.
Wenn Sie diese einfachen Ratschläge beherzigen, gelingt der Start in den Urlaub gewiss – und einem erholsamen Urlaub steht nichts mehr im Wege.

Urlaubsspaß im Wasser ist nicht ohne

Für die meisten von uns bedeutet Urlaub automatisch Urlaub am Meer; Sonne, Wasser und Strand locken und versprechen Urlaubsspaß sowie Erholung pur. Doch Vorsicht, diese paradiesischen Zustände gibt es keineswegs mehr überall. Jahr für Jahr schocken in der Urlaubszeit Berichte von schlechter Wasserqualität und katastrophalen Bedingungen an Stränden. Betroffen ist leider immer wieder das Mittelmeer.

Der Grund liegt in der zunehmenden Umweltverschmutzung, Phosphate, Nitrate, Gifte und Müll aus Haushalt, Landwirtschaft, Industrie sowie vom Tourismus schädigen das Meerwasser nachhaltig. Zwar ist nach Auftreten der Algenpest in vielen Badeorten am Mittelmeer einiges getan worden, doch gibt es immer noch viele Urlaubsorte ohne Kläranlage, gerade an exotischen Reisezielen, wo die Abwässer von Großstädten einfach ins Meer geleitet werden. Man muss wissen, dass das Auftreten von Algen selbst zwar nicht gesundheitsschädlich ist, aber die erste Warnung der Natur, dass sich im Wasser zu viel Stickstoff befindet.

Auch wenn sich die örtlichen Fremdenverkehrsstellen häufig um eine Verbesserung der Wasserqualität ihrer Gemeinde bemühen, werden sie von der Industrie und den Politikern oft nicht oder nicht ausreichend unterstützt. Doch das ist kurzsichtig, wie Hygienewissenschaftler warnen, denn: Wo Abwässer unkontrolliert ins Meer geleitet werden, gibt es im Wasser jede Menge Krankheitserreger: Viren, Bakterien, Parasiten. Und das hat wiederum für die Gesundheit der Badenden weitreichende Folgen: das Risiko für

Für Po und Gesäß Wenn Sie am Badestrand einen knackigen Po zeigen wollen, dann sollten Sie regelmäßig die Gesäßmuskeln kräftigen und trainieren. Legen Sie sich auf den Rücken, stellen Sie die Beine auf, legen die Arme neben sich. Klemmen Sie sich einen Ball zwischen die Knie und versuchen Sie, ihn so lange wie möglich zu halten. Heben und senken Sie dabei das Becken. Wenn Sie diese Übung kontinuierlich ein paar Minuten täglich durchführen, wird der Erfolg nicht ausbleiben. Wer Probleme mit der Halswirbelsäule hat, darf diese Übung allerdings nicht ausführen!

Kinderlähmung, Hepatitis, Cholera, Ruhr und andere Infektionskrankheiten steigt, ebenso für Wurmbefall und Hauterkrankungen.
Auch den gefürchteten Reisedurchfall kann man sich schon durch
den Kontakt mit verseuchtem Wasser einfangen, da minimale Spuren des Wassers beim Schwimmen durch den Mund in den Körper
gelangen.

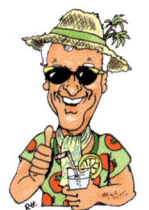 **Übrigens** Damit Sie nicht im vermeintlichen
Urlaubsparadies eine unliebsame Überraschung
erleben, sollten Sie sich vor Antritt der Reise bei
Hygiene- und Tropeninstituten, bei seriösen Touris-
musorganisationen und Autofahrerclubs nach der
Wasser- und Strandqualität der von Ihnen bevor-
zugten Urlaubsorte erkundigen. Am besten sind Badeorte, deren
Küsten und Strände saniert sind.

Natürlich muss man auch im Urlaub selbst aufpassen:
- Nach dem Schwimmen im Meer unter einer Süßwasserdusche
  abspülen.
- Nasse Badebekleidung sofort ausziehen.
- Von streunenden Hunden bevölkerte Buchten und Strände meiden.
- Auch wenn Einheimische dort baden: Gewässer mit sichtbarem
  Schmutz meiden.
- Nicht in der Nähe von Abwasserzuflüssen von Industrieanlagen,
  Ankerplätzen und Hafenanlagen schwimmen.
- Beim Schwimmen kein Wasser schlucken.
- Kinder sollten den Sand am Strand nicht mit dem Mund berühren.
- Vorsicht vor Quallen: Der Kontakt mit ihnen kann zu äußerst
  schmerzhaften und gefährlichen Verätzungen und Nervenstörun-
  gen führen.

- Vorsicht Bilharziose: Gehen Sie im sonnigen Süden niemals in natürlichen, verunreinigten Gewässern baden. Sogenannte Zerkarienlarven können aus dem Wasser in die Haut eindringen und dort die Krankheit Bilharziose auslösen.

Die Kehrseite der Urlaubsfreuden – Reisegelbsucht und Reisedurchfall

Immer beliebter sind Reisen in exotische Länder, etwa nach Afrika und Asien. Doch Vorsicht: Dort erwarten uns neben den Schönheiten der Natur und Kultur auch Gefahren, mit denen viele nicht rechnen: Ein köstliches Essen in einem vornehmen Restaurant, ein Becher Speiseeis oder ein Stück Melone an der Straßenecke können zu schweren Störungen von Magen und Darm, zu Durchfall, Fieber und anderen Unpässlichkeiten führen. Sehr gefährlich ist die Reisegelbsucht, die Hepatitis A. Von ihr hat man in jedem Fall länger etwas als von dem Urlaub selbst: Bis zu ein Jahr kann man sich mit ihren Folgen herumschlagen.

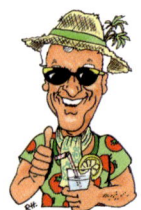 **Übrigens** Der gefürchtete Reisedurchfall, auch »Montezumas Rache« oder »Hammer des Orients« genannt, wird durch Viren, Bakterien oder Parasiten verursacht. Grundsätzlich gilt: Wenn nicht Komplikationen wie Fieber oder starkes Erbrechen dazukommen, kann man meist ohne ärztliche Hilfe zurechtkommen, weil der Körper die Erreger alleine besiegen kann. Entscheidend ist die geeignete Reiseapotheke. Wichtig ist der rasche Ausgleich der verloren gegangenen Flüssigkeit. Also: viel trinken.

Hier das bewährte Rezept der WHO: 20 g Zucker und 4 g Salz in einen Liter Wasser oder Orangensaft verrührt trinken. Das regt die Flüssigkeitsaufnahme der Darmschleimhaut an. Wer an Reisedurchfall erkrankt ist, sollte nichts oder nur wenig essen und sich körperlich schonen. Eine Therapie mit Antibiotika ist meist nicht nötig. Es gibt einen wunderbar passenden Spruch, der helfen kann, den durch Nahrungsmittel verursachten Reisedurchfall zu vermeiden: »Koch es! Brat es! Schäle es! Oder vergiss es!« Damit ist man eigentlich schon auf der sicheren Seite. Hier einige Regeln, die man unbedingt beachten sollte, um von der Reisegelbsucht und dem Reisedurchfall verschont zu bleiben:

- Hände weg von Muscheln und Schalentieren, wenn Sie den Eindruck haben, sie könnten aus verschmutztem Gewässer kommen!
- Auf alle ungekochten, nicht gebratenen Nahrungsmittel verzichten. Hände weg von rohen Salaten und von Rohkostgemüse. Man weiß nie, mit welchem Wasser diese Naturprodukte gewaschen und ob sie nicht mit Fäkalien gedüngt wurden.

Gefahren im Hotel Vorsicht! Wenn in Ihrem Ferienhotel gelbes oder braunes Wasser aus dem Wasserhahn oder aus der Dusche kommt, dann ist das Wasser wahrscheinlich mit Legionellenviren verseucht. Diese können Lungenentzündung mit tödlichem Ausgang auslösen. Drehen Sie alle Wasserhähne ganz auf »heiß« und lassen Sie das heiße Wasser fünf Minuten laufen. Die Viren sterben bei 50 °C ab. Gehen Sie auf Teppichböden im Hotel niemals barfuß. Hier besteht große Gefahr für die Übertragung von Fußpilz. Benutzen Sie mitgebrachte Hausschuhe oder Sandalen. Sie sollten in fremden Betten auch niemals nackt schlafen, vor allem dann nicht, wenn die Bettwäsche nicht wirklich sauber wirkt.

- Meiden Sie Speiseeis und Mayonnaisen.
- Kein rohes und kein halb rohes Fleisch essen. Salmonellen, Leber- und Lungenegel drohen.
- Kein Leitungswasser und nur Mineralwasser aus einer Flasche, die Sie selbst öffnen, trinken. Auch auf Eiswürfel verzichten. Die Zähne mit selbst geöffnetem Mineralwasser putzen.
- Niemals Früchte essen, die bereits geschält oder geschnitten auf der Straße angeboten werden. Nur solche Früchte essen, die eine schützende Schale haben und die Sie selbst unmittelbar vor dem Verzehren geschält haben. Lassen Sie daher auch die Finger von Obstsalaten, ebenso Obst, das nicht geschält werden kann.
- Auf kalten Tee, rohes Fleisch, ungekochte Meeresfrüchte verzichten.
- Nur Milch und Joghurt aus verschlossenen Bechern trinken.
- Vor den Mahlzeiten die Hände reinigen, am besten mit mitgebrachten Erfrischungstüchern.
- Teller und Essbesteck sollten sauber und trocken sein.
- Achten Sie darauf, dass Ihnen beim Schwimmen in freien Gewässern, aber auch im Hotelpool, kein Wasser in den Mund kommt.
- Auf der sicheren Seite sind Sie bei trockener Nahrung wie etwa Brot, bei sehr heißer Nahrung, bei Speisen mit sehr hohem Zuckergehalt wie Gelee oder Sirup, bei heißem Kaffee oder Tee.
- Gegen die Reisegelbsucht kann man vom Arzt vor Reiseantritt Immunglobulininjektionen bekommen. Inzwischen gibt es auch eine spezielle vorbeugende Schutzimpfung, die zehn Jahre anhält.

Urlaubserholung bewahren

Traurig, aber leider wahr: Auch der schönste Urlaub geht einmal zu Ende. Der stressige Alltag mit seinen Pflichten hat einen viel zu schnell wieder. Da sollte man versuchen, die Erholung, die Kräfte, die man im Urlaub getankt hat, so lange wie möglich mit in den Alltag hinüberzuretten. Wir selbst sind mit dafür verantwortlich, wie lange Entspannung und Ausgeglichenheit anhalten:

- Ganz falsch ist es, erst am letzten Abend vor Wiederbeginn von Arbeit und Schule aus den Ferien zurückzukommen. Ideal: noch zwei, drei Tage zu Hause Zeit haben, um ein wenig zu faulenzen und sich langsam wieder zu Hause einzugewöhnen.
- Sich wenigstens in der Freizeit nicht gleich wieder überfordern. In den ersten Tagen nach dem Urlaub früh schlafen gehen. So vermeidet man ein Leistungstief.
- Haben Sie gute Vorsätze für den Alltag – und setzen Sie diese auch um: Stehen Sie früher auf, nehmen Sie sich Zeit für ein gesundes Frühstück. So vermeiden Sie Stress und Hektik am Morgen.
- Stellen Sie ein Urlaubssouvenir am Arbeitsplatz auf. Erzählen Sie Arbeitskollegen und Freunden von Ihren Erlebnissen. Damit können Sie die Urlaubsstimmung noch einmal fühlen.
- Gift für die Erholung ist mangelnde Bewegung nach dem Urlaub. Seien Sie sportlich, gehen Sie auch daheim wandern, Rad fahren, schwimmen oder wenigstens spazieren.
- Gönnen Sie sich eine Aufbaukur mit Naturprodukten: einige Zeit täglich drei frische Knoblauchzehen essen oder Knoblauch- oder Ginsengpräparate einnehmen. Reichlich Vitamin C in Form von Kiwis, grünen Paprikaschoten oder Orangen essen. Nehmen Sie einige Zeit Bienenblütenpollen mit Gelée royale (Apotheke) ein.
- Ganz nach dem Motto »Vorfreude ist die schönste Freude!«: Planen Sie bereits die nächste Ferienreise. Das hilft aus einem eventuellen Stimmungstief, wenn Sie vergangenen Urlaubsfreuden melancholisch nachhängen.

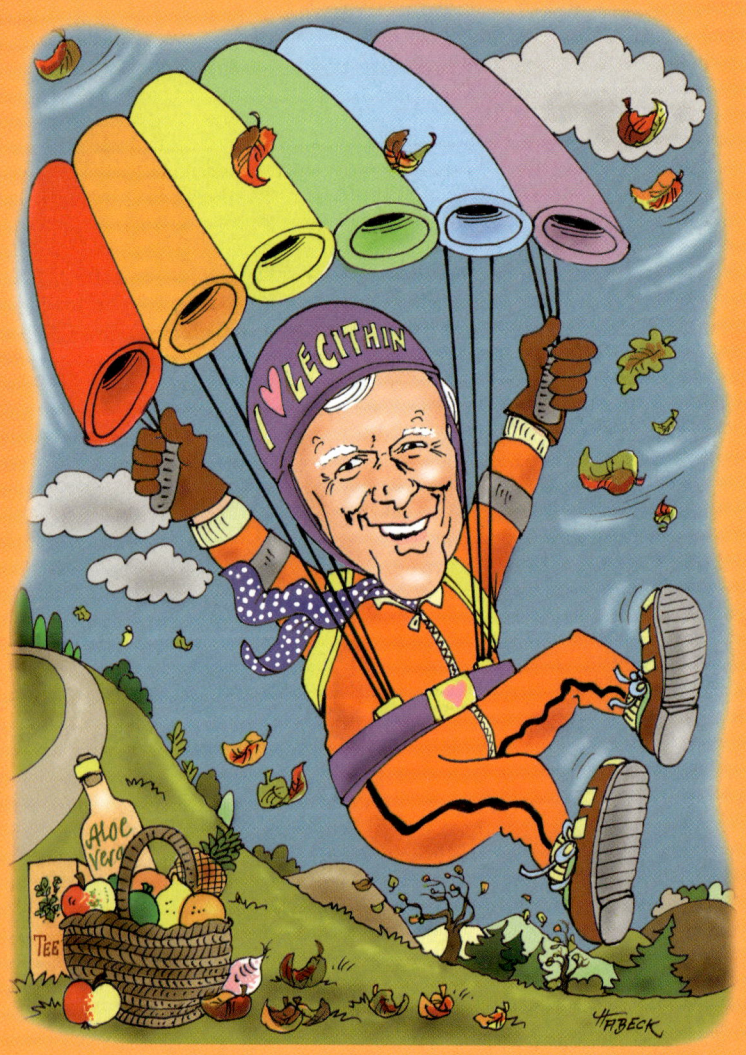

Der Herbst ist da

Eine große Bilder-Ausstellung zum Thema »Herbstimpressionen« mit Werken von 10 verschiedenen Künstlern ist gut besucht. Einer der Maler trifft am Tag nach der Eröffnungs-Vernissage seinen Freund: »Danke, dass Du Dir die Ausstellung angesehen hast!« Da nickt der Freund: »Gerne. Deine Bilder waren ja wirklich die einzigen, die man anschauen konnte.« Da strahlt der Maler: »Du übertreibst. So gut haben sie dir gefallen?« Da entgegnet der Freund des Künstlers: »Nein, nein. Vor den anderen Bildern sind immer so viele Menschen gestanden!«

Herbst. Schulanfang. Die kleine Nicole wartet mit ihrer Schultasche auf dem Rücken an der Bushaltestelle. Ein Lehrer aus der Schule, in der rechten Hand seine Aktentasche, wartet auch auf den Bus. Er fragt das Mädchen: »Wie heißt Du denn und wie alt bist du?« Nicole antwortet höflich: »Ich heiße Nicole, bin 6 Jahre alt und gehe zur Schule!« Der Lehrer lächelt: »Ich bin 28 Jahre alt und gehe auch zur Schule.« Da meint die Kleine staunend: »So? Da musst Du aber ganz schön doof sein …!«

Der Herbst ist für viele Menschen eine so schöne Zeit, weil es da das frische heimische Obst und Gemüse gibt, das uns mit so vielen Vitalstoffen versorgt. Doch im Herbst tauchen schon relativ viele gesundheitliche Probleme auf, gegen die man gewappnet sein sollte. Daher lade ich Sie zu einer kleinen Herbst-Lektion ein: weg mit dem Urlaubsspeck, natürliche Rezepte gegen Gastritis, Kampf dem ersten Schnupfen, Kampf den kalten Füßen und Vieles andere mehr.

Der Herbst ist da

Der Herbst – nach dem heißen Sommer erfreut er mit milderen Temperaturen. Und er hat seine ganz eigenen Reize, der Frühherbst kann noch einmal den Sommer zurückbringen, der Oktober verzaubert durch prächtig buntes Laub und strahlende Tage – und im trüben November stellt sich allmählich schon die erste Vorfreude auf Weihnachten ein. Genießen Sie den Herbst – und tun Sie ihm nicht unrecht: Er ist eine wundervolle Jahreszeit!

Schlankheitskur im Herbst

Wenn die Temperaturen wieder kühler werden und die Lust an der Bewegung zurückkehrt, versuchen viele, einen guten alten Vorsatz endlich in die Tat umzusetzen: ein paar überschüssige Pfunde abzubauen. Ein amerikanischer Arzt in San Diego hat jetzt endlich eine Diät entwickelt, die man garantiert durchhält, die sogenannte heimliche Schlankheitskur. Das Geheimnis: Man kann sich selbst beim Abnehmen überlisten und beschwindeln:

- Planen Sie keine Diät mit lästigen Kalorienberechnungen. Tun Sie so, als wollten Sie gar nicht abspecken.
- Gestalten Sie den Frühstückstisch zu einem exotischen Fest. Essen Sie zum Kaffee oder Tee ausschließlich frische, duftende Früchte. Zum Abspecken besonders geeignet: Ananas, Kiwis, Mangos, Melonen, Äpfel. Essen Sie sich satt.

- Für den kleinen Hunger zwischendurch sollten Sie immer Obst parat haben: in der Tasche, am Arbeitsplatz, im Handschuhfach des Autos. Und zwar einen Apfel, eine Orange, eine Birne.
- Machen Sie viermal am Tag eine »Trinkpause«, damit der Organismus nicht »austrocknet«. Trinken Sie jeweils 250 ml Mineralwasser, eventuell mit Zitronensaft.
- Essen Sie light – Wurst, Käse, Aufstriche. Schmeckt genauso gut, enthält aber viel weniger Fett und Kalorien.
- Vor zwanzig Uhr zu Abend essen. Danach höchstens einen Apfel.
- Viel Gemüse, wenig oder gar keine Beilagen, sehr wenig Fleisch essen.
- Das betrügt das Auge: kleine Portionen auf kleinen Tellern – sieht nach mehr aus.
- Wenigstens zweimal pro Woche sollte der Fernseher abends aus bleiben, stattdessen lieber früher ins Bett gehen oder noch einen Spaziergang machen. So fällt auch die Versuchung durch Knabbereien und Süßigkeiten weg.
- Einmal die Lieblingsanziehsachen, die jetzt nicht mehr passen, anprobieren – ein Anreiz zum Abnehmen.

Nach dem Urlaub Haben Sie über den Sommer auch Gewicht zugelegt? Dann sagen Sie sicher: Der Urlaubsspeck muss weg! Sie sollten außer einer reduzierten Kost und regelmäßiger Bewegung zusätzlich zwei Tricks anwenden. Eine Studie an der John-Hopkins-Universität im US-Staat Maryland hat ergeben: Umgeben Sie sich mit kalten blau-grünen Farben und hören Sie leise Flötenmusik. Damit kann man den Appetit zügeln. Außerdem sollte beim Essen sehr helles Licht herrschen. Bei Schummerlicht isst man mehr.

»Herbstliches Bauchsyndrom«

Die jetzt wieder auftretenden kalten Luftmassen sind nicht nur für unsere Atemwege eine Gefahr, sondern erstaunlicherweise auch für den Magen-Darm-Trakt. Dieses Leiden heißt in Medizinerkreisen »herbstliche Bauchkrise« oder »herbstliches Bauchsyndrom«. Die typischen Symptome: aufgedunsener Oberbauch, Verdauungsprobleme (entweder Verstopfung oder Durchfall), entzündete Magenschleimhäute, unangenehmes Aufstoßen und Säuregeschmack im Mund nach dem Essen. Diese Probleme schlagen sich auch auf die Stimmung nieder: Nervosität, Kopfschmerzen und leichte depressive Verstimmungen. Betroffen sind keineswegs nur gestresste Berufstätige, auch Kinder und ältere Menschen können darunter leiden. Ursache sind eine Anfälligkeit für das kalte Herbstwetter, schwache Nerven sowie der Einfluss von Umweltschadstoffen, die man in dieser Jahreszeit verstärkt einatmet.

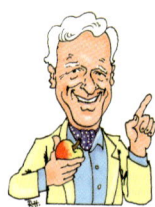 **Übrigens** Viele greifen jetzt einfach ohne Rücksprache mit dem Arzt zu magensäurehemmenden Medikamenten, doch ist das wegen der möglichen Nebenwirkungen nicht ratsam. Dennoch ist rasches Eingreifen geboten, da daraus sonst Gastritis oder Magen-Darm-Geschwüre werden können:

• Eine vorübergehende Ernährungsumstellung auf Schonkost ist ratsam. Seien Sie dabei nicht zu streng, aber vermeiden Sie zu reichhaltige Mahlzeiten und tierische Fette. Diese werden unter dem Einfluss der vermehrten Magensäure biochemisch verändert und rufen dann das unangenehme Sodbrennen und Aufstoßen hervor.
• Gut für den Magen sind die Kräuter Dill und Petersilie sowie die

Gewürze Anis, Fenchel, Kümmel und Cayennepfeffer (Vorsicht: nicht zu viel davon) – die Bildung der Verdauungssäfte wird angeregt, lebenswichtige Nährstoffe werden besser verwertet.

- Bei Blähungen, die im Frühherbst durch zum Teil extreme Temperaturschwankungen verursacht werden, hilft ein Bauernrezept: Vier Teelöffel Dillsamen werden mit einem halben Liter kochendem Wasser überbrüht, den Sud fünfzehn Minuten ziehen lassen, anschließend durchseihen. Eine Tasse trinkt man tagsüber, eine Tasse am Abend, natürlich ungesüßt.
- Setzen Sie für einige Zeit auf eine Art Mini-Trennkost: Eiweiße und Kohlenhydrate nicht innerhalb von einer Mahlzeit essen. Das entlastet den Magen.
- Milch und Milchprodukte meiden.
- In kleinen Mengen Sauerkraut essen, gut kauen.
- Einige Tage nach jeder Mahlzeit einen Teelöffel Heilerde für den inneren Gebrauch (Apotheke) mit 250 ml Wasser verrühren, trinken. Oder zehn Tropfen Propolistinktur aus dem Bienenstock (Apotheke) in etwas Wasser geben, trinken.
- Von dem Rat, sich nach dem Essen hinzulegen, um den Magen zu schonen, wird heute abgeraten: So kann sich überschüssige Magensäure zu leicht verteilen und an Stellen der Magenschleimhaut gelangen, wo sie erst recht Schmerzen verursachen kann.

Verdauungsprobleme Wer nach dem Sommerurlaub Probleme mit der Verdauung hat und unter Verstopfung leidet, der sollte es zuerst mit einem Naturrezept versuchen: Reiben Sie ein daumennagelgroßes Stück Ingwerwurzel und übergießen Sie es in einer Kanne mit dem Saft einer halben Zitrone. Dann überbrühen Sie alles mit einer Tasse kochendem Wasser. Zehn Minuten ziehen lassen, lauwarm trinken.

Herbstgastritis ...

Im Herbst, wenn die Temperaturunterschiede zwischen Tag und Nacht sehr extrem werden, erwacht ein Leiden zu neuem Leben: die chronische Magenschleimhautentzündung – auch Gastritis genannt. Den Sommer über hat sie meist Ruhe gegeben, jetzt meldet sie sich mit Macht zurück. Die Betroffenen sollten bereits bei den ersten Anzeichen etwas gegen dagegen unternehmen. Zum Glück gibt es zahlreiche wirksame natürliche Mittel, die die Einnahme von starken Medikamenten mit Nebenwirkungen ersparen:

- Eine Rollkur mit Kamillentee: ein Esslöffel Kamille wird mit 250 ml kochendem Wasser übergossen, zehn Minuten ziehen lassen. Dann ungesüßt und in langsamen Schlucken die ganze Tasse trinken. Danach hinlegen und jeweils drei Minuten auf dem Rücken, auf der linken Seite, auf dem Bauch und schließlich auf der rechten Seite liegen bleiben. Auf diese Weise kann der Kamillentee auf die gesamte Magenschleimhaut lindernd und heilend einwirken.
- Sehr wirksam: Knoblauchtinktur aus der Apotheke. Bei starken Schmerzen zehn Tropfen in etwas lauwarmes Wasser oder auf ein Stück Würfelzucker geben – allerdings nicht auf Dauer einnehmen.
- Alkohol, Nikotin und starken Bohnenkaffee strikt meiden, zumindest einige Zeit.
- Eine geeignete Diät, die lindernd wirkt: Vollkornhaferbrei, Naturreisbrei, Haferschleimsuppe oder Leinsamenschleim.
- Zweimal die Woche in heißem Wasser mit Fichtennadelzusatz baden, wirkt beruhigend.
- Einige hilfreiche Kräutertees: Mariendisteltee, Malventee (Käsepappeltee) oder Tausendguldenkrauttee (alle aus der Apotheke), jeweils ungesüßt. Dreimal täglich eine Tasse trinken.

- Ganz besonders vielversprechend: milchsauer vergorener Kartoffelsaft (Drogerie, Reformhaus). Über einen längeren Zeitraum fünfzehn Minuten vor jeder Hauptmahlzeit ein Schnapsgläschen trinken. Wirkt sogar gegen Magengeschwüre.

Gut für Magen, Darm und Immunsystem An kalten Herbsttagen haben viele Menschen Magen- und Darmprobleme. Es kann jetzt sehr schnell zu einer Infektion kommen. Dagegen kann man vorbeugen. Ärzte an der Uni Erlangen haben herausgefunden: Wer regelmäßig Äpfel und Möhren isst, baut Abwehrstoffe auf, die enthaltenen Zuckerstoffe bekämpfen Giftstoffe und schädliche Keime. An kühlen Herbsttagen trinkt man auch gern wieder Tee. Wenn Sie damit gleichzeitig Ihr Immunsystem stärken wollen, sollten Sie grünen Tee trinken. Die Polyphenole der Teeblätter bauen einen natürlichen Schutz gegen Erkältungsviren auf. Fragen Sie beim Apotheker oder im Fachhandel nach schadstoffkontrolliertem grünen Tee.

Erkältungen ganz einfach verhindern

Bald ist es wieder so weit: Der erste Schnupfen, die erste Erkältung sind da. Klar, die Temperaturen sinken, man hat Kontakt zu anderen erkälteten Menschen, da ist es nur eine Frage der Zeit, bis man selbst an der Reihe ist.

Dabei kann man eine Erkältung mit vielen einfachen Maßnahmen verhindern, z. B. indem man nicht von fremden Telefonen aus telefoniert – diese sind voll von Bakterien und Viren. Auf dieses erstaunliche Ergebnis kam eine Untersuchung der WHO. Abhilfe schafft da die wöchentliche Reinigung der Telefonhörer mit Medizinalkohol (Apotheke) gerade in Erkältungszeiten. Für unterwegs eignen sich wunderbar Hygienetücher.

Es geht beinahe noch einfacher: regelmäßiges Händewaschen wirkt Wunder gegen viele Krankheiten. Händewaschen ist in der heutigen Zeit etwas aus der Mode gekommen. Eine Untersuchung der WHO hat Alarmierendes ergeben: In den zivilisierten Ländern waschen sich die meisten Menschen nur einmal am Tag die Hände, und zwar am Morgen. Natürlich haben die wenigsten noch Kontakt zu echtem Schmutz, doch allein der Handschweiß ist eine Brutstätte für Bakterien und Viren. Faustregel: vor jeder Mahlzeit die Hände waschen, ebenso abends, wenn man nach Hause kommt.

Schwitzkur gegen Erkältung Spüren Sie Erkältungsviren in sich und wollen mit einer Schwitzkur schnell wieder gesund werden? Dann nehmen Sie abends ein heißes Fußbad, essen einen Teller Suppe mit Knoblauch und scharfen Paprikaschoten und legen sich anschließend ins Bett. Oder Sie schlüpfen abends in einen Jogging- oder Trainingsanzug, setzen eine warme Wollmütze auf und nehmen bequem in einem Sessel Platz. Dann die Beine in einen Eimer mit heißem Wasser stecken und sich eine mit heißem Wasser gefüllte Gummiwärmflasche ins Kreuz legen. Jetzt trinken Sie einen halben Liter sehr warmen Lindenblütentee mit zwei Teelöffeln Honig und zwei Teelöffeln Klosterfrau Melissengeist. Wenn Sie dann so richtig schwitzen, Füße aus dem Wasser nehmen, abtrocknen, ins Bett legen und bis zur Nasenspitze zudecken. Nach ca. einer Stunde die schweißnasse Kleidung wechseln und sich gesund schlafen. Wichtig: Das Rezept darf man nur anwenden, wenn man einen gesunden, starken Kreislauf hat und wenn man nicht allein zu Hause ist.

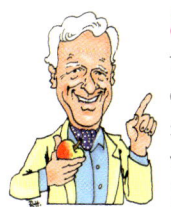

Übrigens Erwiesen ist, dass die meisten Erkältungserreger über den Mund- und Rachenraum in den Organismus eingeschleust werden, beim Niesen und Husten unserer Mitmenschen beispielsweise oder wenn wir uns an den Mund fassen. Die Devise also lautet: regelmäßige Mundhygiene durch Zähneputzen, Mundspülungen und Gurgeln (morgens und abends). Zu empfehlen sind spezielle Mundwässer, Salbeitee, Propolistropfen aus dem Bienenstock (alles aus der Apotheke), Zwiebelwasser (vgl. S. 162). Damit stärkt und desinfiziert man den Mund- und Rachenraum. Und zu Grippezeiten sollte man größere Menschenansammlungen meiden und einen Abstand von 1,50 Meter zu seinen Mitmenschen halten – so macht man auch um Viren einen großen Bogen. Das gilt auch für Küsschen und Umarmungen zur Begrüßung. Warum es nicht machen wie die Japaner? Sie tragen, wenn sie erkältet sind, in der Öffentlichkeit einen Mundschutz. Sie sehen: Das alles sind ganz einfache – und doch höchst wirksame – Maßnahmen, die jeder beherzigen kann.

Kampf dem ersten Schnupfen

Natürlich ist ein Schnupfen lästig. Niemand hat gerne eine verstopfte, laufende und / oder rote Nase oder freut sich, wenn er hustet und niest. Auf der anderen Seite hat ein Schnupfen auch seine guten Seiten: Die natürlichen Abwehrkräfte werden gestärkt und fit gemacht für ernstere Erkältungskrankheiten. Daher lohnt es meist auch nicht, mit einem Schnupfen zum Arzt zu gehen – der kann daran eh nichts ändern. Ein Schnupfen kommt und geht von selbst. Doch sinnvoll sind natürlich die bewährten Hausrezepte, um die Folgen des Schnupfens abzumildern:

- Einige Zeit zweimal am Tag einen viertel Liter Rote-Bete-Saft trinken. Der Farbstoff Betanin hat antibakterielle Wirkung und macht die Krankheitserreger inaktiv.
- Einige Tage einmal am Tag eine Multivitamin-Brausetablette ohne Zucker (Apotheke) in einer Tasse heißem Kräutertee auflösen und trinken.
- Abends vor dem Zubettgehen eine Tasse Lindenblütentee trinken (Rezept S. 52).
- Ausschließlich Papiertaschentücher zum Säubern der Nase verwenden und nach einmaligem Gebrauch entsorgen.

Ratschläge für die verstopfte Nase:
- Zweimal am Tag ein heißes Fußbad nehmen. Dafür 250 g Kochsalz oder einen viertel Liter Apfelessig in einem Eimer verrühren.
- Wattestäbchen in Olivenöl tauchen und damit die Nasenlöcher einreiben.
- Minutenlang Trockenfrüchte oder trockenes Vollkornbrot kauen – wirkt schleimlösend.
- Mehrmals am Tag – und vor allem vor dem Zubettgehen – asiati-

Schnupfen Einen leichten, beginnenden Schnupfen kann man sehr wirksam mit einem uralten Kräuterrezept stoppen: Lassen Sie sich in der Apotheke je zehn Gramm Lindenblüten, Zinnkraut und Salbei sowie je fünf Gramm Brombeerblätter und Ackerstiefmütterchen mischen. Zwei Esslöffel davon mit 250 ml kochendem Wasser übergießen, fünfzehn Minuten zugedeckt ziehen lassen. Mit Honig süßen und einen halben Teelöffel Rum dazugeben. Von dem Tee zwei bis drei Tassen pro Tag langsam, in kleinen Schlucken trinken.

schen Tigerbalm oder japanisches Heilpflanzenöl (Apotheke) unter die Nasenlöcher reiben. Das macht die Atemwege frei.

- Eine Zwiebel zerhacken, die Stücke in zwei Liter kochendes Wasser geben und den aufsteigenden Dampf einatmen.
- Einige Tage lang jeweils einen Liter Salbeitee trinken. Die getrockneten Salbeiblätter (Apotheke) werden drei Minuten gekocht.
- Besser auf Fleisch und Wurst verzichten, dafür reichlich Obst und Gemüse essen.
- Atemübungen können die Nasenlöcher wieder freimachen.

Ratschläge für die rinnende Nase:
- Die Nase mit Propolissalbe aus dem Bienenstock (Apotheke) einreiben, wenn sie läuft.
- Vorübergehend weniger trinken. Bei Durst den Mund mit Kräutertee ausspülen.
- Wenig frisches Obst, dafür Trockenfrüchte essen.
- Vor dem Zubettgehen eine Tasse Rosenblütenblättertee (Apotheke) mit zwei Teelöffeln Melissengeist und zwei Teelöffeln Honig trinken.

Ratschläge für die gerötete Nase:
- Die Nase mehrmals am Tag mit Zinnkrauttee waschen: einen Esslöffel Zinnkraut (Apotheke) mit einer Tasse kaltem Wasser über Nacht ansetzen. Am nächsten Morgen aufwärmen, durchseihen. Ein Leinentuch zum Waschen der Nase verwenden.
- Ein sehr wirksames Rezept aus Großmutters Zeiten: mehrmals täglich fünf bis acht Esslöffel Apfelessig in einen halben Liter warmes Wasser rühren, einen Wattebausch eintauchen, etwas ausdrücken und fünf Minuten auf die Nase legen.
- Wenig Salz nehmen, dafür mit Hefeflocken (Reformladen) würzen.

- Einige Zeit dreimal täglich zwei Esslöffel Löwenzahn-Frischpflanzensaft (Reformhaus) – in etwas Wasser verrührt – langsam im Mund zergehen lassen.
- Die Nase längere Zeit mit einer hoch dosierten Vitamin-E-Salbe (Optolind-E-Hauttherapie, Apotheke) pflegen.
- Übrigens: Wichtig ist richtiges Schnäuzen. Sie sollten niemals beide Nasenlöcher gleichzeitig ausschnäuzen. Immer eines zuhalten und das andere schnäuzen. Im anderen Fall kann durch den Druck Nasensekret in die Stirn- und Nebenhöhlen gelangen und dort schmerzhafte Entzündungen auslösen.

Damit die Nasenschleimhaut nicht austrocknet

Oft reicht es schon, dem Schnupfen vorzubeugen, indem wir unsere Nasenschleimhaut ausreichend feucht halten, denn auf trockenen Schleimhäuten tummeln sich Krankheitserreger.

Die Nase hat wirklich viel zu tun: Sie muss die Atemwege mit sauberer Luft versorgen, die eingeatmete Luft muss aufgewärmt, angefeuchtet und gefiltert werden und die Bronchien müssen sowohl vor der kalten Außenluft als auch vor der Austrocknung geschützt werden. All das kann sie nur erledigen, wenn ihre Schleimhäute gut durchblutet und feucht sind, ebenso die Flimmerhärchen im Nasenraum.

Gift für ein gesundes Milieu in unserer Nase sind trockene, überheizte Räume, Klimaanlagen, Umweltschadstoffe, Staub und chemische Substanzen.

Eine trockene Nasenschleimhaut kann die eindringenden Viren und Bakterien nicht mehr abwehren, sie haben ein leichtes Spiel. Die Folge: ein Schnupfen mit trockener, verstopfter Nase. Man muss daher, wenn man selbst noch keinen Schnupfen hat, seine Nasenschleimhäute immer feucht halten, und wenn man bereits erkrankt ist, den ausgetrockneten Schleimhäuten möglichst schnell wieder Flüssigkeit zuführen.

Sowohl zur Vorbeugung als auch zur Therapie hat die Forschung ein Nasenspray entwickelt, das einerseits die Nasenschleimhäute befeuchtet und Krusten löst und andererseits die angegriffenen Schleimhäute schnell regeneriert. Es wird empfohlen, von diesem Spray viermal täglich ein bis zwei Stöße in die Nase zu sprühen, dabei tief einatmen.

Hausmittel gegen Halsschmerzen

Halsschmerzen gehören leider zum Herbst wie der Tannenbaum zu Weihnachten. Daher werden sie meist von den Betroffenen nicht recht ernst genommen – doch das kann fatale Folgen haben, denn die scheinbar so harmlosen Halsschmerzen können gefährlich für Herz und Kreislauf werden. Eine unbehandelte Halsentzündung kann im Extremfall sogar zu einer Herzerkrankung führen. Besonders anfällig für Halsschmerzen sind Menschen, die zu leicht bekleidet sind (auch an den Füßen!), die häufig der Zugluft ausgesetzt sind, die grundsätzlich trockene Mundschleimhäute haben – das sind Schnarcher, aber auch Frauen in den Wechseljahren sowie jene Menschen, die anstatt durch die Nase durch den Mund einatmen. Zum Glück gibt es eine Reihe von guten Hausmitteln:

• Man kann vorbeugend Vitamin C sowie Multivitaminpräparate oder Kombinationen mit Mineralstoffen und Spurenelementen (Apotheke) einnehmen, das stärkt die Abwehrkräfte.

- Schon bei den ersten leichten Anzeichen zu Halsbonbons mit Kräutern (Apotheke) greifen, die wirken oft Wunder.
- Einmal pro Stunde mit Salbeitee gurgeln (Rezept s. S. 49). Oder: mit 250 ml Salbeitee, in den man einen Teelöffel Apfelessig einrührt, gurgeln. Wenn das nicht hilft, muss man zu einer stärkeren natürlichen Maßnahme greifen: mit 60 ml purem Aloe-vera-Saft gurgeln. Er wirkt antiviral und antibakteriell.
- Auch ratsam: ein Brei aus Bockshornkleesamenpulver (Apotheke). Mit heißem Wasser verrühren, auf ein Tuch streichen und um den Hals legen. So lange einwirken lassen, bis der Wickel nicht mehr warm ist. Dann wiederholen.
- Einen halben Liter Apfelessig mit einem halben Liter warmem Wasser mischen, ein Tuch eintauchen und um den Hals legen, dann ein trockenes Wolltuch darumwickeln. Über Nacht einwirken lassen.
- Bei Halsschmerzen sollten die Getränke nicht zu heiß und nicht zu kalt, sondern angenehm warm sein.
- Besser als ihr Ruf: Halstabletten mit antiseptischen Substanzen, Menthol und Anisöl. Im Gegensatz zur landläufigen Meinung helfen sie wirklich, sie lindern Hals- und Schluckbeschwerden deutlich. Durch die enthaltenen antiseptischen Stoffe wird die Entzündung gebremst, sodass eine bakterielle Infektion nicht mehr entstehen kann. Tabletten nicht länger als drei Tage einnehmen.
- Ein tolles Hausmittel gegen Heiserkeit ist die Petersilienmilch: einen gehäuften Teelöffel Petersiliensaft in einer Tasse warmer Milch verrühren, langsam und in kleinen Schlucken trinken. Anschließend gründlich mit lauwarmem Salbeitee gurgeln.
- Auch die Akupressur weiß Abhilfe: den Punkt LU 11 (im Nagelwinkel des Daumens) an der Zeigefingerseite mit dem Daumennagel der anderen Hand ganz fest zehn bis dreißig Sekunden drücken, mehrmals wiederholen.

Zwiebelpower bei Husten und Heiserkeit

Die Zwiebel ist ein echtes Wundermittel bei Husten und Heiserkeit. Ein Blick auf ihre wertvollen Inhaltsstoffe: Sie enthält beinahe alle bekannten Vitamine, allen voran das Vitamin C, außerdem die Mineralstoffe Kalium, Kalzium, Jod, Phosphor, Eisen und Selen.

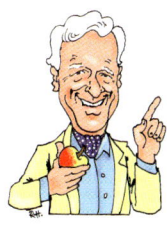

Übrigens Ein besonderes Plus: die Phytonozide, beißende, schwefelhaltige ätherische Öle (genau die, weswegen wir beim Zwiebelschneiden weinen!) und der Pflanzenfarbstoff Quercetin, der die Produktion der allergieauslösenden Histamine im Körper blockiert. Schließlich enthält die Zwiebel pflanzliche Hormonstoffe, wie etwa das Prostaglandin A, das zu hohen Blutdruck senkt.

Und hier die Rezepte für die Zwiebelpower bei Husten und Heiserkeit:

- Zwiebelsaft sowie selbst gemachter Hustensaft mit Zwiebeln: diese Tipps haben wir schon eingangs im Winterkapitel vorgestellt, vgl. S. 46.
- Ein weiteres Rezept gegen Husten: eine große geschälte Zwiebel aushöhlen, unten wird ein kleines Loch gestochen. Dann die Zwiebel auf ein leeres Glas setzen und in die Aushöhlung Honig füllen. Dieser vermischt sich mit dem Zwiebelsaft und tropft ins Glas. Von dieser Mischung jede Stunde einen Teelöffel nehmen.
- Zwiebelwickel: fünf im Backofen erwärmte Zwiebeln schälen und klein hacken, dann fingerdick auf ein Leinentuch auftragen. Die Zwiebelstücke in das Tuch einschlagen, das Tuch um den Hals legen, darüber ein zweites Tuch legen. So lange tragen, bis die Zwiebelstücke kalt geworden sind.

- Bei Heiserkeit: eine Zwiebel in Ringe schneiden und in einen Suppenteller mit 250 ml lauwarmem Wasser legen, einige Stunden zugedeckt stehen lassen. Dann die Zwiebelringe herausnehmen, von dem Zwiebelwasser etwas trinken, mit dem Rest kräftig gurgeln.

- Das hat zwar nicht direkt etwas mit Husten und Heiserkeit zu tun, soll aber dennoch nicht unerwähnt bleiben: Bei Schlafproblemen 250 ml Milch in einem Topf zehn Minuten ziehen lassen – nicht kochen! Dann eine geschälte Zwiebel in zwei Hälften schneiden und diese mit den Schnittflächen nach unten in die Milch legen, zugedeckt fünfzehn Minuten ziehen lassen, wieder nicht kochen. Danach die Zwiebelhälften herausnehmen, die Zwiebelmilch in eine Tasse gießen, mit etwas Honig süßen und vor dem Zubettgehen in kleinen Schlucken trinken.

- Und noch ein Einsatzgebiet für die Zwiebel: eine schmerzhafte Ohrenentzündung als Begleitung einer Erkältung. Zwar sollte man damit unbedingt zum Arzt gehen, aber in der Zwischenzeit hilft eine geschälte Zwiebel, die fein verrieben, auf zwei Stofftaschentücher aufgeteilt und darin eingeschlagen wird. Dann legt man jeweils ein Taschentuch mit der Zwiebelmasse auf ein Ohr und zieht eine warme Wollmütze darüber. Eine Stunde einwirken lassen.

Der erste Husten Der erste Husten der Saison ist besonders unangenehm. Er zeigt uns, dass die kalte Jahreszeit mit all ihren Nachteilen wieder auf uns zukommt. Bekämpfen Sie das Übel mit Bohnenkrauttee: zwei Teelöffel getrocknetes Bohnenkraut mit 250 ml Liter kochendem Wasser überbrühen. Fünfzehn Minuten zugedeckt ziehen lassen, durchseihen. Lauwarm – eventuell mit etwas Honig gesüßt – trinken.

Fieber ist gut!

Es hat schon seinen Sinn, dass die Natur es eingerichtet hat, dass man bei Erkältungen oft auch etwas Fieber bekommt. Das Falscheste, das man dann tun kann, ist, zu einem fiebersenkenden Medikament zu greifen, denn Fieber ist ein wichtiger Schutz für unseren Körper. Seine Heilkraft kann von keinem Medikament übertroffen werden. Es ist sozusagen eine Selbsthilfereaktion des Organismus, denn es regt das natürliche Abwehrsystem an. Die Fieberreaktion wird durch bestimmte, von den eindringenden Erregern abgegebenen Substanzen ausgelöst. Der Befehl an den Körper zu fiebern kommt vom Gehirn.

Fieber, auch Temperaturen bis 40 °C, ist gut, denn dann wird der Organismus schneller mit einer Erkältung fertig. Wer nicht fiebern kann oder wer das Fieber mit Medikamenten künstlich senkt, schlägt sich länger mit der Krankheit herum, da die Ausbreitung der Viren und Bakterien nicht gebremst wird.

Und wie soll man mit Fieber umgehen?

- Oberstes Gebot: einige Tage Bettruhe, um den Organismus zu schonen. Überanstrengung kann gefährliche Folgen für Herz und Kreislauf haben. Extremfall: Fieber bei Sport kann zum Tod führen!
- Hunger haben die wenigsten, wenn sie Fieber haben – umso besser für den Verdauungstrakt. Wer doch etwas essen will und kann, sollte zu Leichtem greifen: Früchte, Kompott, Hühnersuppe.
- Ganz wichtig: ausreichend trinken, Wasser, verdünnte Fruchtsäfte und ungesüßte Kräutertees.
- Fiebersenkende Mittel nur dann einsetzen, wenn die Körpertemperatur 40 °C übersteigt, längere Zeit nicht unter 39 °C sinkt, wenn Begleitsymptome wie Gliederschmerzen, Kopfschmerzen, allge-

meine Schwäche unerträglich werden, wenn Herz und Kreislauf überfordert sind. Aber bitte: immer in Rücksprache mit dem Arzt.

• Wenn der Arzt für eine Fiebersenkung ist, sollte man es erst einmal auf natürliche Weise versuchen, mit einem Brustwickel: Dazu ein Leinentuch in zimmerwarmes Wasser tauchen, etwas auswringen und auf die Brust auflegen. Mit einem trockenen Badetuch abdecken. Alle fünfzehn Minuten wechseln, bis die Temperatur auf 38 °C abgesunken ist. Wenn dem Patienten kühl wird, muss der Wickel sofort unterbrochen werden.

• Gerade kleine Kinder neigen zu hohem Fieber, die 40 °C sind da rasch erreicht. Bitte nicht die Nerven verlieren, denn das hohe Fieber zeigt, dass das Abwehrsystem in Ordnung ist. Je rascher und höher Kinder fiebern, desto schneller sind sie wieder gesund. Das stärkt die Abwehr gegen weitere Infektionen.

• Auf jeden Fall wichtig: regelmäßig Fieber messen, mit einem herkömmlichen Thermometer, mit einem modernen Digital-Fiebermesser, mit einem Ohr-Thermometer oder einem Fieberstreifen, den man an die Stirn legt und der sich bei Fieber rot verfärbt. Man misst unter dem Arm sieben bis zehn Minuten, im Mund zwei bis drei Minuten, im After ebenfalls zwei bis drei Minuten oder im Ohr etwa ein bis zwei Minuten.

Das Beste gegen kalte Füße

Kalte Füße sind häufig der erste Weg zu einer deftigen Erkältung oder einem grippalen Infekt, denn sie machen den Körper anfällig für Infektionskrankheiten. Weitere Folgen: Magen- und Darmstörungen, Unterleibserkrankungen, verstärkte Anfälligkeit für Scheidenpilz, schwere Durchblutungsstörungen. Gerade Mädchen und Frauen leiden in den kalten Monaten häufig unter kalten Füßen.

Wer längere Zeit mit kalten Füßen umherläuft, dessen Mundtemperatur sinkt um bis zu 3 °C – leichtes Spiel für eindringende Viren und Bakterien, denn das ist ihre Wohlfühltemperatur. Die Devise lautet daher: die Füße immer schön warm halten.

- Mehrmals am Tag die Füße mit beiden Händen mit Franzbranntweingel oder Propolissalbe massieren.
- Abendliches Fußbad vor dem Zubettgehen: Füße fünfzehn Minuten in einen Eimer mit heißem Wasser, vermischt mit einer Handvoll Kochsalz, halten.
- Regelmäßig Knoblauch essen, am besten drei frische Zehen täglich.
- Vollkornprodukte, vor allem Naturreis und Hirse, essen.
- Warme Schuhe tragen.
- Drinnen möglichst oft in warmen Wollsocken – aber ohne Schuhe – umherlaufen.
- Regelmäßige Saunabesuche.

Das Tote Meer im Badezimmer

Ein perfektes Wohlfühlprogramm für einen unfreundlichen Herbstabend: ein entspannendes und heilendes Bad mit dem Original-Tote-Meer-Salz.
Kuren am Toten Meer haben sich bei verschiedenen Krankheiten bewährt: Schuppenflechte, Neurodermitis, Rheuma, Asthma, Weißfleckenkrankheit. Das Geheimnis des Toten Meeres, dessen Salz sich schon Ägyptens Königin Kleopatra anliefern ließ, liegt zum einen in seiner großen Reinheit, zum anderen in seinem Mineralstoffgehalt: Es ist besonders reich an Magnesium, Kalium, Mangan,

Eisen und Kalziumchlorid sowie an Bromiden, seine Zusammensetzung ist einzigartig auf der Welt.

Man kann das Salz aus dem Toten Meer gegen die oben genannten Krankheiten einsetzen, aber auch gegen Wirbelsäulenleiden, Stress, Muskelverspannungen, Schlaflosigkeit und Erschöpfung. Seine Wirksamkeit wurde in den letzten Jahren in Studien an verschiedenen Universitäten nachgewiesen.

Zum Glück kann man sich das Tote Meer auch nach Hause holen. Für ein Bad zu Hause löst man 500 g – das sind zwei Beutel einer Packung – in drei Liter heißem Wasser auf und gießt die Salzlösung in die Badewanne, die mit 37 °C warmem Wasser gefüllt ist. Dann umrühren. Badedauer: fünfzehn bis zwanzig Minuten, nicht länger, danach duschen und für eine Stunde ab ins Bett. Sie werden sehen: Man fühlt sich wie neugeboren, das Bad wirkt beruhigend, entspannend und schmerzlindernd.

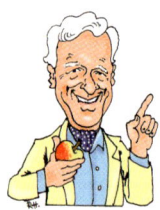

Übrigens Man kann das Salz auch mit Öl verrühren und als Maske aufs Gesicht auftragen oder es als Fußbad gegen müde Füße und Schweißfüße verwenden. Bitte unbedingt beachten: Das Salz ist nur für die äußerliche Anwendung geeignet und darf nicht mit den Augen in Berührung kommen.

Den Körper winterfit machen

Wenn man jetzt, im Herbst, seinen Organismus auf den bevorstehenden Winter richtig vorbereitet, hat man dann, wenn es so richtig kalt wird, weniger Probleme und man kann die Wintermonate ohne gesundheitliche Beeinträchtigungen überstehen. Schließlich will man die Weihnachtszeit und den Beginn des Neuen Jahres fit und gesund erleben!

Winterfitness fürs Haar Nicht nur die Haut, sondern auch die Haare leiden unter Winterkälte, Wind, Schnee, Eis und trockener Raumluft. Die leider nur zu sichtbare Folge: Es wird trocken, spröde, brüchig, glanzlos und verliert seinen Halt. Jetzt ist daher die beste Zeit, um das Haar fit für den bevorstehenden Winter zu machen.

- Bei Haarausfall: zwei- bis dreimal die Woche Hirse essen, als Hirseflocken, Hirsebrei, Hirsefrikadellen, Hirseauflauf. Sie enthält das wertvolle Spurenelement Silicium, auch Kieselsäure genannt – und das ist gut für Haut und Haar. Oder: ein Eigelb mit fünf Esslöffeln Olivenöl und zehn Esslöffeln Rum verrühren, die Masse ins Haar einmassieren und über Nacht einwirken lassen. Dieser chinesische Akupressurgriff regt den Haarwuchs an: mit der Spitze des rechten Zeigefingers von der Nasenwurzel hinauf zur Schädeldecke in gerader Linie die Stirn massieren. Oder täglich Klettenwurzelöl in die Kopfhaut einmassieren: eine Klettenwurzel waschen und fein zerkleinern und im Verhältnis eins zu vier Mandel- oder Olivenöl darübergießen. Die Flasche mit der Mischung vierzehn Tage in einem warmen Raum stehen lassen, dann durchseihen.
- Bei sprödem Haar: ein Eigelb mit einem großen Cognac oder Weinbrand verrühren und in die Haare massieren, zwanzig Minuten einwirken lassen, danach mit lauwarmem Wasser auswaschen.
- Bei Spliss: ein Eigelb mit 30 ml Mandelöl (Apotheke) mischen und etwas Zitronensaft dazugeben. Damit die Haarspitzen einreiben, zwei Stunden einwirken lassen. Waschen Sie danach die Haare mit Avocado- oder Kamillenshampoo. Unterstützend dazu: Kapseln mit dem Vitamin Biotin (Apotheke) einnehmen.

- Bei schuppigem, trockenem Haar: drei Wochen lang täglich drei Tassen Brennnesseltee trinken, das Haar einige Zeit ausschließlich mit Brennnesseltee waschen. Sechs Wochen Haare nicht föhnen. Acht Wochen lang jeden Tag eine Kapsel mit dem Spurenelement Zink (Apotheke) einnehmen. Vollkornprodukte, Meeresfisch, Möhren und Kiwis essen.
- Bei glanz- und kraftlosem Haar: die Kopfhaut regelmäßig mit Weizenkeimöl (Reformhaus) oder mit Kresse-Frischpflanzensaft (Reformhaus, Drogerie) einreiben. Und für das letzte Spülen nach der Haarwäsche sollten Sie statt Wasser lieber Kamillentee nehmen.

Fit für den Winter mit Lecithin Jetzt im Herbst tut man gut daran, den Organismus für den Winter zu stärken. Sehr zu empfehlen ist da Lecithin aus der Sojabohne, das zu recht als Elixier für Vitalität und Gesundheit bezeichnet wird. Es ist eine hochwertige, lebenswichtige Fettsubstanz, die in unserem Körper in allen Zellen und Zellstrukturen vorhanden ist. Wie kann man mit Lecithin seinen Körper winterfit machen?

- Lecithin stärkt die Wände all unserer Körperzellen und verbessert damit ihre Versorgung mit Vitalstoffen.
- Es verhindert die Bildung von Gallensteinen – gerade im Winter wichtig, wenn man üppiger und fetter isst.
- Lecithin stärkt die Nerven – und das kann man gerade in der schlechten Jahreszeit, wenn einem angesichts des Wetters häufig die Decke auf den Kopf fällt, brauchen.
- Es stärkt die Leistungskraft des Gehirns.
- In der kalten Jahreszeit wird nachweislich mehr Alkohol getrunken – eine zusätzliche Belastung für die Leber, die sowieso mit

der fettreicheren Ernährung im Winter zu kämpfen hat. Lecithin stärkt durch seinen hohen Linolsäure- und Cholingehalt die Leber, regeneriert sie und kann sogar der Entstehung einer Fettleber vorbeugen.

- In der kalten Jahreszeit ist man jedenfalls drinnen mehr dem Zigarettenrauch ausgesetzt als im Sommer. Bis zu einem gewissen Grad kann Lecithin einer nikotinbedingten Schädigung der Gefäße entgegenwirken.

- Lecithin senkt das Risiko für Herzinfarkt, Schlaganfall und andere Herz-Kreislauf-Erkrankungen, das im Winter höher ist als im Sommer. Bei kalten Temperaturen ziehen sich die Blutgefäße zusammen, das Blut selbst wird dicker. Wenn sowieso bereits arteriosklerotische Ablagerungen vorhanden sind, kann es zu den genannten Folgen kommen.

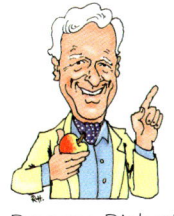 **Übrigens** Der Fahrplan für eine vernünftige Nahrungsergänzung mit Lecithin: mindestens vier Wochen lang dreimal täglich einen Esslöffel flüssiges Naturlecithin (Apotheke) einnehmen und langsam im Mund zergehen lassen. Es gibt Lecithin auch in Form von Granulat, Faszikeln oder Dragees. Diabetiker müssen beachten: ein Esslöffel flüssiges Lecithin hat einen Zuckergehalt von 1,22 Gramm.

Quinoa senkt die Cholesterinwerte Gegen steigende Cholesterinwerte zu Beginn der kalten Jahreszeit hilft auch Quinoa. Die auch »Inkakorn« genannten kleinen Körner werden in Peru, Chile und Bolivien angebaut. Sie liefern glutenfreie Stärke und schnelle Energie und schmecken im Salat, als Beilage oder als Burger. Quinoa ist auch für Diabetiker geeignet.

Mit Aloe vera die Abwehrkraft stärken

Auch mit Aloe vera kann man sich auf den bevorstehenden Winter vorbereiten, denn Aloe vera ist nicht nur ein kosmetisches Hautpflegemittel, sondern auch eine wertvolle Naturarznei.

Ein kurzer Ausflug in Botanik und Geschichte: Die Aloe ist ein Liliengewächs, von dem es etwa dreihundert verschiedene Arten gibt. Allerdings wird nur die »Aloe vera barbadensis«, die »wahre Aloe«, für Heilzwecke und für die Kosmetik genommen. Ihre Heilwirkung ist seit vielen tausend Jahren bekannt, schon Nofretete und Kleopatra verwendeten sie, ebenso die Sumerer, Chinesen und Mayas, später dann Alexander der Große und Kolumbus. Im 17. Jahrhundert wurde die Aloe vera von Mönchen in unsere Regionen gebracht.

Worin besteht die Heilwirkung dieser Pflanze? Ein Blick auf ihre Inhaltsstoffe zeigt es: Die Blätter der Pflanze enthalten hundertsechzig Wirkstoffe, darunter dreizehn Mineralstoffe, dreizehn Vitamine, fünfzehn Enzyme, Fettsäuren, Aminosäuren, ätherische Öle, die schmerzstillende Acetylsalicylsäure und als Hauptwirkstoff das Acemannan, das gegen Viren, Bakterien, Pilze und Allergien wirkt. Verwendet werden Saft und Gel aus den Außenblättern der Aloe vera, beides ist für den inneren und äußeren Gebrauch.

- Aloe-vera-Ursaft: Der stärkt Knochen, Knorpel und Gelenke und die Immunkraft. Dazu drei bis sechs Wochen lang jeden Tag 125 ml Aloe-vera-Saft trinken. Der Saft wird äußerlich sowohl für die Schönheit als auch für die Gesundheit eingesetzt, z. B. gegen Akne, Neurodermitis, Rheuma und Neuralgien.
- Bei besonderer Erschöpfung frisches Gel aus den Blättern der Pflanze essen. Dieses Gel wird sonst überwiegend in der Kosmetik angewendet.

• Ein schnelles Fitmacherrezept nach einem anstrengenden Tag: fünf Esslöffel Aloe-vera Saft mit acht Esslöffeln Kefirmilch, vier Esslöffeln Maracujasaft, acht Esslöffeln Möhrensaft und einem Teelöffel Zitronensaft mischen.

Wem es nicht zu aufwendig ist: Man kann eine Aloe vera auch zu Hause großziehen, muss allerdings vier Jahre warten, um dann einmal im Jahr aus den äußeren Blättern Saft und Gel zu ernten. Ergiebiger ist da sicher der Weg in Apotheken, Reformhäuser und Drogerien. Bitte aber darauf achten, dass der Saft keinerlei Konservierungsstoffe aufweist und dass er aus biologisch gebauten Pflanzen gewonnen wurde. Die besten Aloe-vera-Präparate kommen aus Biofarmen in Mexiko.
Vorsicht: Wenn der Aloe-vera-Saft sehr bitter schmeckt, dann ist es keine gute Qualität.

Die Atemwege auf den Winter vorbereiten Es ist jetzt sinnvoll, rechtzeitig die Atemwege für den Winter zu stärken und gegen die Kälte abzuhärten. Dazu eignet sich ideal das Küchenkraut Ysop. Zwei Teelöffel getrocknetes und zerkleinertes Ysopkraut mit 250 ml kochendem Wasser übergießen und fünf bis acht Minuten ziehen lassen. Tee durchseihen und lauwarm, mit etwas Honig gesüßt, in kleinen Schlucken trinken.

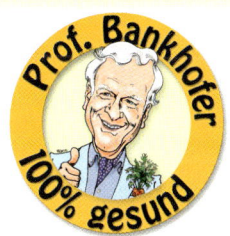

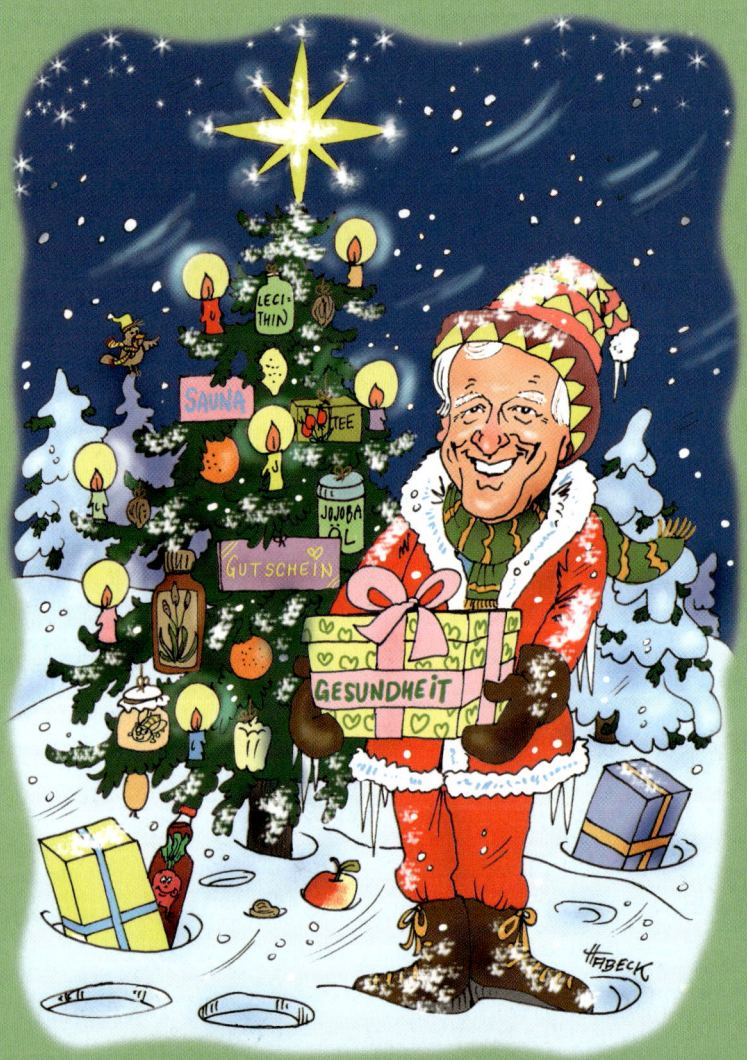

Oh, du Fröhliche ...!

Mitternachtsmette am Heiligen Abend in der kleinen Kirche im Dorf. Der Gottesdienst läuft besonders feierlich ab. Mit Musik und Gesang. Der Pfarrer betritt die Kanzel und will gerade mit seiner Festpredigt beginnen, da gibt es einen lauten Donner, einen grellen Blitz und mitten in der Kirche steht der Teufel höchstpersönlich: hässlich, drohend, höhnisch lachend. Der Pfarrer flüchtet in der Sakristei, um den lieben Gott zu fragen, wie das passieren konnte. Alle anderen Kirchengänger flüchten in Panik aus dem Gotteshaus. Nur einer nicht. Der alte Huber-Bauer. Der bleibt in der zweiten Reihe gelassen sitzen. Das ärgert den Luzifer aus der Hölle. Er geht ganz nah an den Bauern heran und fragt ihn: »Fürchtest Du Dich nicht vor mir. Ich bin der Teufel!« Da winkt der Bauer ab: »Ich fürchte mich nicht. Ich war 30 Jahre mit Deiner Schwester verheiratet!«

Und da wäre noch ein zweiter Weihnachtswitz. Da fragt eine Freundin die andere: »Was wirst Du Deinem Mann zu Weihnachten schenken?« Sagt die andere: »Ein Bügeleisen. Er ist doch Hausmann!« Fragt die Freundin zögernd: »Und das wird eine Überraschung?« Da lacht die Ehefrau: »Und ob das eine Überraschung wird. Er wünscht sich eine Kaffeemaschine ...!«

Weihnachten ist eine turbulente Zeit mit viel Stress, und mit nicht gerade sehr gesundem Essen und Trinken. Damit Sie die Feiertagssünden, das Weihnachtsfest und die Silvesternacht gut überstehen, habe ich für Sie ein paar Tipps und Rezepte vorbereitet.

Oh, du Fröhliche . . . !

Für viele die schönste Zeit im Jahr: die Weihnachtszeit. Kerzen, Plätzchenduft, besinnliche Stunden, Weihnachtslieder, die Vorfreude – nichts strahlt so viel Gemütlichkeit aus wie diese Wochen vor Weihnachten. Leider geht aber auch immer mehr von diesem Zauber vor lauter Hektik unter: die Weihnachtseinkäufe, eine Weihnachtsfeier, die die nächste jagt, die Frage, was man an Heiligabend kocht … Dabei ist es mit ein wenig Organisation und Planung gar nicht schwer, die schönste Zeit des Jahres rundum zu genießen. Lesen Sie selbst!

Adventstress nein danke!

Alle Jahre wieder: Mit Beginn des Advents kommt keineswegs Ruhe und Besinnlichkeit auf, sondern der Stress geht erst richtig los: im Job Überstunden, um zu den Feiertagen möglichst viel Freizeit zu haben, endlose Weihnachtseinkäufe für all unsere Lieben, erste Planungen für das große Festmahl. Für so profane Dinge wie ausreichend Schlaf, gesundes Essen und Innehalten bleibt da keine Zeit mehr. Die Folge ist leider, dass wir zum eigentlichen Höhepunkt der Adventszeit, dem Heiligen Abend, völlig kaputt sind und eigentlich nur noch eines wollen: Ruhe. Das betrifft vor allem Frauen mit der Doppelbelastung Haushalt und Beruf. Die sind häufig von den stressigen Vorbereitungen so kaputt, dass sie Weihnachten mit einer Grippe oder einem grippalen Infekt flachliegen.

Aber bitte: Das muss nicht so weitergehen, machen Sie endlich Schluss mit dem unnötigen Vorweihnachtsstress, damit Sie das Fest gesund und entspannt genießen können. Es ist gar nicht so schwer, etwas dafür zu tun:

- Vernachlässigen Sie gerade jetzt die Mahlzeiten nicht, räumen Sie ihnen ausreichend Zeit (und Qualität) ein. Frühstücken Sie gut, lassen Sie, wenn es die Zeit nicht zulässt, das Mittagessen ruhig aus und gönnen sich dafür ein frühes und gesundes Abendessen. Für den kleinen Hunger zwischendurch: eine Banane, ein Apfel, ein paar Trockenfrüchte. Wenn Sie einmal partout keine Zeit zum Essen haben, sollten Sie getrost an der nächsten Ecke eine Tüte mit heißen Maronen kaufen. Sie liefern so viele Vitalstoffe, dass sie ein mehrgängiges Menü ersetzen und Kraft für viele Stunden geben.
- Sie können sich auch »gelassen essen«: mit Nahrungsmitteln, die den Stress bekämpfen helfen. Sie enthalten das »Nervenvitamin« B1 (in Vollkornprodukten, Naturreis), das Antistressmineral Magnesium (in Vollkornprodukten, Naturreis, Sojaprodukten, Nüssen und Mandeln), den Nervenmineralstoff Kalium (Meeresfisch, Milchprodukte, Kartoffeln und Vollkorn) und das Antistressvitamin C (Orangen, grüne Paprikaschoten, Petersilie, Kiwis, Sauerkraut, Hagebuttentee). Falls Sie es alleine über die Nahrung nicht schaffen, ausreichend Antistressstoffe zu sich zu nehmen, können Sie vorübergehend auch Vitamin-C- und Magnesiumpräparate einnehmen.

Und wenn auch das nicht reicht und Sie der Vorweihnachtsstress trotzdem fest im Griff hat, müssen Sie zu anderen Mitteln greifen – aber bitte nur zu nebenwirkungsfreien Hausmitteln!

- Johanniskraut: zweimal täglich zwei Esslöffel Johanniskrautsaft in etwas Wasser auflösen und in langsamen Schlucken trinken.

- Das wirkt Wunder: einen Teelöffel Honig langsam auf der Zunge zergehen lassen.
- Sonnenblumen- oder Sesamsamenkörner: einfach gemütlich knabbern.
- Bis zum Fest dreimal täglich einen Esslöffel flüssiges Naturlecithin aus der Sojabohne einnehmen.
- Brennnesselsamen-Tonikum (Apotheke): jeden Tag ein Schnaps-gläschen trinken.
- Bienenblütenpollen (Apotheke) enthalten reichlich Mineralstoffe, Spurenelemente und natürliche Hormonstoffe – allesamt perfekte Stressbekämpfer.
- Anisplätzchen schon jetzt genießen, nicht erst unterm Weihnachts-baum. Anis hat eine stark beruhigende Wirkung auf die Nerven und schafft bessere Laune.
- Einmal am Tag Kopfsalat essen. Im weißen Saft des Strunks und der Blätter befindet sich der Wirkstoff Lactucarium. Er wirkt beruhi-gend, stärkt die Nerven und fördert abends das Einschlafen.

Walnüsse gegen Stress Ein Wundermittel gegen Stress und andere Wehwehchen ist die Walnuss mit ihren vielen Vitalstoffen: B-Vitamine B1, B2, B6, B12 und Folsäure (für Herz und Kreislauf), Biotin (für gesunde Haut, Haare und Nägel), Vitamin E (bei Gelenk-schmerzen und -erkrankungen), Magnesium, Kalium, Kalzium, Eisen, Zink, Selen, Kupfer, Phosphor, leicht verdauliches, hoch-wertiges Eiweiß sowie ungesättigte Fettsäuren. Um jetzt in der Adventszeit einfach und ohne viel Aufwand in den Genuss ihrer positiven Kräfte zu kommen, sollte man eine kleine Schale mit Nüssen und Rosinen aufstellen. Das schmeckt köstlich und hilft gegen den Stress vor dem Fest. So kann man schnell Antistress-stoffe tanken – und gut schmeckt es auch noch!

- So viel Zeit muss sein, auch im allergrößten Weihnachtsstress: zweimal pro Woche ein heißes Wannenbad genießen. 250 g Kochsalz oder Meersalz auflösen, fünfundzwanzig Minuten darin baden. Auch ein Melissen- oder Lavendelbad eignet sich ideal zum Entspannen.

Hochkonjunktur für Verstopfung

Von Beginn der Adventszeit bis Silvester hat die Verstopfung Hochkonjunktur. Klar, mag da jeder sagen: der Stress in der Vorweihnachtszeit, dann das große Schlemmen und das alles bei mangelnder Bewegung. Doch daran liegt es nicht, beziehungsweise nur sekundär, denn sonst wäre mit etwas gesunder Ernährung und viel Bewegung nach den Feiertagen ja alles in bester Ordnung. Ist es aber nicht.

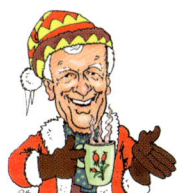 **Übrigens** Ein amerikanischer Wissenschaftler hat eine direkte Verbindung zwischen Gehirn und Darm nachgewiesen. Die verblüffende Folgerung aus dieser Erkenntnis: Die Verstopfung zu dieser Zeit hat ihre Ursache in dem Stress, den diese Wochen mit sich bringen: zunächst wie bereits gesagt der Vorweihnachtsbrubel, dann die Aufregungen und sicher auch manche familiäre Streitigkeiten an den Feiertagen selbst, dann das Neue Jahr, das immer auch eine gewisse Sorge vor der Zukunft mit sich bringt.

Um den gestressten Darm mit seinem gestörten Nervensystem wieder auf Tour zu bringen, braucht es ein spezielles Programm:

- Sich unbedingt auch in der stressigen Adventszeit zwischendurch etwas Entspannung gönnen, z. B. in der Sauna, bei einer schönen Wanderung. An den Feiertagen zwischendurch viel Gemüse und Obst essen.
- Zum Fest Streit, Missgunst, Ärger und Intrigen in der Verwandtschaft aus dem Weg gehen.
- Silvester in netter Gesellschaft verbringen und keine trüben Gedanken an die Zukunft zulassen.
- Und wenn das nicht ausreicht: Neben Sie ein schonendes Abführmittel, das die natürliche Eigenbewegung des Dickdarms anregt und Magen, Leber, Herz und Kreislauf nicht belastet. Besonders empfehlenswert sind Mittel mit den Wirkstoffen Bisacodyl und Natriumpicosulfat in Form von Zäpfchen, Dragees oder Tropfen.

Schenken Sie doch einmal Gesundheit!

Ja ja, der leidige Geschenkestress. Man hat alljährlich einen mehr oder minder großen Kreis von Verwandten und Freunden zu beschenken, doch fällt es oft schwer, das Passende für seine Lieben zu finden, weil man zu wenig von den Interessen des Betreffenden weiß, weil man sich zu wenig Gedanken macht, weil man auf den letzten Drücker losgezogen ist, um die Besorgungen zu machen. Und was als Freude gedacht war, endet dann in Enttäuschung – auf beiden Seiten. Gerade ältere Menschen haben oft nur einen Wunsch: Gesundheit. Na bitte, das sollten Sie sich nicht zweimal sagen lassen – schenken Sie doch einfach Gesundheit:

- Gesund, lecker und auch noch eine Freude fürs Auge ist ein riesiger, randvoll gefüllter Geschenkkorb mit Obst und Gemüse.

- Wie wäre es mit einer »gesunden Hausbar«? Mit leckeren Getränken wie Heidelbeersaft, Holundersaft, Sauerkrautsaft, Rote-Bete-Saft und anderen flüssigen Köstlichkeiten aus dem Reformhaus oder der Apotheke.
- Schön ist auch ein Geschenkkorb mit anderen gesunden Vollwertprodukten aus dem Reformhaus: kaltgepresste Pflanzenöle, verschiedene Müslisorten, Naturreis, Vollkornprodukte. Das kann oder will sich nicht jeder leisten. Oder Sie verschenken eine komplett eingerichtete Hausapotheke mit Naturheilmitteln wie Tees, Tinkturen und Salben sowie Vitaminen, Mineralstoffen und Spurenelementen.
- Ganz einfach und immer eine Freude: ein Gutschein für einen Kuraufenthalt, für ein Kurwochenende, für eine Massage, für einen Sauna- oder Thermalbadbesuch oder ein Abo für ein Fitnessstudio.
- Für Leseratten: Gesundheitsratgeber aus der Buchhandlung.
- Ein Trimmrad oder ein anderes Sportgerät.

Den Festtagsbraten ohne Reue genießen

Auch wenn man sonst noch so gesund lebt – Weihnachten ist den meisten eine kulinarische Sünde wert: Plätzchen, Schokolade, Festtagsbraten, mehrgängige Menüs … und das mehrere Tage lang. Diesen Genuss sollte sich auch niemand versagen – allerdings sollte man ein paar Tricks beherzigen, damit man die Schlemmereien ohne schlechtes Gewissen und ohne böses Erwachen nach den Feiertagen genießen kann:

- Sehr hilfreich: vorab einen Fastentag einlegen: Essen Sie über den Tag verteilt nur eine Scheibe Vollkornbrot und trinken Sie vier bis fünf Tassen Fastentee: drei Teile Kamille, zwei Teile Schafgarbe, einen Teil Pfefferminze mischen. Einen gehäuften Teelöffel davon mit einer Tasse kochendem Wasser übergießen und acht Minuten ziehen lassen. Durchseihen, ungesüßt und lauwarm trinken.

- Das Fleisch mit knackigen Salaten und Pellkartoffeln genießen, auf Klöße und Nudeln verzichten. Salat und Kartoffeln helfen die Harnsäureüberschüsse des Fleisches abzubauen.
- Die Festtagsgans oder die Ente so schlank wie möglich halten, indem man das Fleisch beim Braten mit der Gabel anstickt, sodass das Fett auslaufen kann.
- Falls Sie ein Anhänger des traditionellen Weihnachtskarpfens sind: Er ist gesünder, wenn Sie ihn nicht braten oder backen, sondern in einem Sud mit Wurzelgemüse und Kräutern ziehen lassen.
- Zu den Mahlzeiten jeweils 125 ml Sauerkrautsaft, Rote-Bete-Saft, Kartoffelsaft oder naturtrüben Apfelsaft trinken, das reinigt Magen und Darm von Gärstoffen und Giften.
- Beugt den Folgen von zu viel Fleisch vor: 250 ml Brottrunk zu jeder

Gesundes Festessen Der Gänsebraten zu den Feiertagen ist nicht die große Gefahr für unser Körpergewicht. Viel gefährlicher sind die vielen Plätzchen und Torten, die wir überall angeboten bekommen. Sie können daher jedes Festessen massiv entschärfen, wenn Sie zum Abschluss Obstsalat anstelle der obligatorischen Süßigkeiten genießen. Außerdem sollten Sie jetzt jeden Tag einen Vitamincocktail trinken, der Sie gegen Erkältungen stark macht. Pressen Sie zwei Orangen aus, schneiden Sie eine geschälte Papaya in Würfel und vermischen Sie alles im Mixer mit einem Esslöffel Zitronensaft, einem Teelöffel Honig und fünf frischen Zitronenmelisseblättern. Dann in ein Glas füllen, 125 ml Buttermilch mit etwas Vanillemark verrühren und dazugießen.

Mahlzeit trinken. Die hochaktiven Brotsäurebakterien – eine »Elite-truppe« der Milchsäurebakterien – sorgen für einen raschen Abbau der Harnsäure, beruhigen den Magen nach zu fettem Essen, stärken die Darmflora und unterstützen das Immunsystem. Und sie entgif-ten die Leber, wenn man zu viel Alkohol getrunken hat. Wem der Brottrunk pur zu sauer schmeckt, kann ihn mit Wasser verdünnen.

- Während der Feiertage täglich einen Liter Mineralwasser, am bes-ten stilles, gegen Durst und zum Entschlacken trinken.
- Vor jeder Mahlzeit einen viertel Liter Wasser mit zwei Teelöffeln Apfelessig trinken oder zwischen acht Uhr morgens und sechs Uhr abends zu jeder vollen Stunde einen viertel Liter stilles Wasser mit etwas Zitronensaft trinken. Dann haben Sie immer einen kalorien-frei gefüllten Magen und deutlich weniger Hunger.
- Erste Hilfe nach einem zu üppigen Mahl: unmittelbar nach der Mahlzeit einen viertel Liter stilles Mineralwasser, mit einem Teelöffel Heilerde für den inneren Gebrauch (Apotheke) vermischt, trinken. Die bindet die Fette.
- Gegen sonstige Sünden wie Süßigkeiten, zu viel starker Kaffee und zu viel Alkohol: Vitamin C (Kiwis, Orangen, Paprikaschoten), Vitamin B1 (Naturreis, Weizenkeimflocken) und täglich zwei Magnesium-kautabletten (Apotheke) mit der Dosierung 5 mg.

Vitalkur nach den Feiertagssünden

Kaum sind die Weihnachtstage vorbei, steht auch schon die nächste Gelegenheit für kulinarische Sünden ins Haus: Silvester und Neujahr. Doch sollte man im Interesse von Magen, Darm, Leber, Galle, Herz und Kreislauf nicht nonstop sündigen, son-dern eine knackig kurze Vitalkur einlegen, sozusagen eine kleine

Vital- und Gesundheitsinsel zwischen den Feiertagen. Nach dieser kurzen Ruhepause kann der Organismus dann die nächste kulinarische Sünde wieder meistern.

So sieht die Vitalinsel aus: An einem Tag legt man einen Obsttag ein, an dem man ausschließlich Obst isst, solange bis man satt ist: Äpfel, Birnen, Trauben, Ananas, Grapefruits, Orangen, Melonen, Mandarinen, Kiwis, Papayas. Dazu über den Tag verteilt zwei bis drei Liter stilles Mineralwasser oder ungesüßten Kräutertee trinken. Die Belohnung erhält man sofort: Man fühlt sich bereits nach einem Tag wieder wohler, das unangenehme Völlegefühl verschwindet.

Wenn man es jetzt noch schafft, einen Gemüsetag oder Rohkosttag mit Möhren, Gurken, Paprikaschoten, Rettich und Lauch anzuschließen, so ist das perfekt. So sieht der Tagesplan aus: morgens eine Schnitte Vollkornbrot mit wenig Butter, belegt mit rohem Gemüse, mittags einen großen Salatteller, abends eine Rohkostplatte. Dazu wieder über den Tag verteilt zwei bis drei Liter Wasser oder Kräutertee trinken.

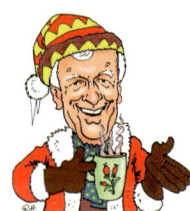 **Übrigens** Auch Bewegung nach den faulen Tagen tut dem Körper gut, zwei Tage lang täglich zwei Stunden an der frischen Luft wirken Wunder. Falls dazu Zeit und Gelegenheit fehlen, tut es zur Not auch die einfache Variante: einen Eiswürfel lutschen und kurz ein Fenster öffnen, das versorgt zumindest mit Sauerstoff.

Ihr Organismus wird Ihnen diese beiden Tage »Fresspause« danken: Er ist wieder mit reichlich Vitaminen, Mineralstoffen, Spurenelementen, Enzymen und Ballaststoffen versorgt. Damit haben Sie ein Gegengewicht zu den Weihnachtssünden geschaffen und sich Kraft für die Silvestergenüsse geholt.

Standfest für die Silvesternacht

Für die meisten von uns unvorstellbar – Silvester ohne Alkohol. Wenigstens ein Glas Sekt oder Champagner, um auf den Jahreswechsel anzustoßen, sollte schon drin sein. Das ist auch kein Problem, wenn man das Jahr über alkoholmäßig nicht sündigt und auch Silvester im Rahmen bleibt. Damit das schlechte Gewissen auch ganz sicher im Zaume bleibt: Laut Studie der WHO sind Sekt und Champagner, in kleinen Mengen genossen, durchaus gesund, sie regen den Kreislauf, den Stoffwechsel, die Verdauung und die Durchblutung in Händen, Beinen und im Muskelbereich an und lösen Verspannungen der Rücken- und Nackenmuskulatur. Übrigens – das wissen die Franzosen schon lange: Rotwein in kleinen Mengen bremst die Adernverkalkung und schützt vor Herzinfarkt. Aber bitte – die Formulierung »in Maßen genießen« wörtlich nehmen. Zu einem Besäufnis sollte die Silvesternacht sicher nicht werden, sonst endet das alles andere als gesund. Hier einige Tipps zum Umgang mit Alkohol:

- Beim Alkohol sind Frauen wirklich das schwache Geschlecht, sie vertragen weniger und der Alkohol kann bei ihnen auch mehr Schaden anrichten. Der Grund: Frauen haben weniger von dem Enzym Dehydrogenase im Körper als Männer. Das aber ist mitverantwortlich für den Abbau des Alkohols. Außerdem haben sie mehr vom Hormon Östrogen in der Leber, und dieses wiederum bremst den Alkoholabbau. Die Folge: Die Blut-Alkohol-Konzentration bei der Frau steigt, die Leber wird mehr belastet.
- Ebenfalls ein Hormon, und zwar das Hormon Androgen, ist dafür verantwortlich, dass manche Männer mehr Alkohol vertragen als andere. Je höher der Androgenspiegel, desto besser die

Alkoholverträglichkeit, denn Androgen schützt die Leberzellen. Sichtbares Zeichen für einen hohen Androgenspiegel: eine starke Brustbehaarung.

- Um die unangenehmen Folgen des Alkohols so gering wie möglich zu halten: nicht zu viel trinken. Niemals Bier, Sekt, Wein und Schnaps mischen und immer bei einer Sekt- oder Weinmarke bleiben. Was kaum jemand weiß: Der gute alte Tipp, zu jedem Glas Alkohol ein Glas Mineralwasser zu trinken, ist alles andere als hilfreich, denn Kohlensäure verstärkt die Alkoholwirkung. Vor dem Trinken unbedingt etwas essen.

Die Sache mit den guten Vorsätzen

Das kennt nun wirklich jeder von uns: die guten Vorsätze, die man sich pünktlich zum Jahresende für das Neue Jahr macht. Die Liste ist lang. Ob man sie dann auch einhält, steht auf einem ganz anderen Blatt. Doch hier ein paar Vorsätze, die man wirklich einhalten sollte, im Interesse der eigenen Gesundheit:

- Eine der wichtigsten Voraussetzungen für Gesundheit und Vitalität: ausreichend schlafen, denn nur im Schlaf kann sich unser Organismus wieder für den nächsten Tag regenerieren. Faustregel: acht Stunden sollten es schon sein, bei älteren Menschen auch weniger.
- Wichtig: sich Wohlfühlinseln mit positiven Gedanken, schönen Erlebnissen und guter Laune schaffen, das stärkt unsere natürlichen Abwehrkräfte gegen Krankheiten und Alterungsprozesse.
- Übergewicht abbauen, jedes Kilo zu viel treibt den Blutdruck und die Cholesterinwerte hoch, gefährdet Herz und Kreislauf, belastet die Gelenke und die Atemwege. Die Gefahr für Diabetes steigt.

- Ausreichend trinken, täglich mindestens zwei bis drei Liter Wasser oder ungesüßte Kräutertees.
- Bewegung, Bewegung, Bewegung: Stoffwechsel, Herz und Kreislauf müssen in Bewegung bleiben, um jung und gesund zu bleiben. Faustregel: täglich mindestens zwanzig Minuten.
- Gesunde Ernährung: viel frisches Obst, rohes und schonend zubereitetes Gemüse, Fisch. Tierische Fette meiden, lieber Pflanzenöle nehmen. Fleisch nur in kleinen Mengen.
- Man kann es gar nicht oft genug sagen: Nicht rauchen! Rauchen verkürzt das Leben. Wer ab dem fünfzehnten Lebensjahr regelmäßig raucht, verkürzt sein Leben um fünfzehn Jahre. Es bringt immer etwas aufzuhören, auch noch mit vierzig. Eine erschreckende Zahl: In Mitteleuropa sterben jährlich hunderttausend Menschen an den Folgen des Rauchens. Das sind dreihundert Tote pro Tag.
- Auch richtiges Atmen trägt dazu bei, länger fit und gesund zu bleiben, da der Organismus dann mit ausreichend frischem Sauerstoff versorgt wird. Eine Übung: einmal am Tag hinstellen oder hinlegen und richtig aus- und einatmen. Beim Ausatmen den Bauch einziehen, um alle verbrauchte Luft aus dem Körper zu pressen, beim Einatmen den Bauch herausstrecken, damit genügend Platz in den Bronchien für die frische Luft ist. Am Wochenende zehn Minuten in der Natur durchatmen.

Gute Vorsätze? Gehören Sie zu jenen, die sich fürs Neue Jahr vorgenommen haben, mit dem Rauchen aufzuhören? Wie schon am vergangenen Silvestertag? Aber Sie denken, Sie schaffen es nicht? Wenden Sie einen Trick an. Besorgen Sie sich Tropfen vom Gelben Enzian (aus der Apotheke oder aus dem Reformhaus). Geben Sie dreißig Tropfen in ein Glas lauwarmes Wasser und gurgeln Sie mehrmals am Tag damit. Das nimmt die Lust auf eine Zigarette.

Register

Register

Register